DGVS (Hrsg.)

Akoglu/Albert/Braun/Brechmann/Haag/Heinlein/Schmidt/Weismüller

Kodierleitfaden für die Gastroenterologie 2023

Kodierleitfaden für die Gastroenterologie 2023

Herausgegeben von der Deutschen Gesellschaft für Gastroenterologie, Verdauungs- und Stoffwechselkrankheiten (DGVS)

von

Dr. Bora Akoglu

Prof. Dr. Jörg Albert

Dr. Martin Braun

Dr. Thorsten Brechmann

Dr. Cornelie Haag

Dr. Wolfgang Heinlein

Dr. Alexandra Schmidt

PD Dr. Tobias J. Weismüller

1913 DGVS

Deutsche Gesellschaft für Gastroenterologie, Verdauungs- und Stoffwechselkrankheiten

16. aktualisierte Auflage 2023

medhochzwei

Anschrift der Autoren:
Kommission für medizinische Klassifikation und Gesundheitsökonomie der DGVS

Dr. Bora Akoglu
Chefarzt Innere Medizin
Ärztlicher Direktor
Bergman Mathilden-Hospital
Am Schlag 9
63654 Büdingen

Prof. Dr. Jörg Albert
Ärztlicher Direktor der Klinik für Gastroenterologie, gastroenterologische Onkologie, Hepatologie, Infektiologie und Pneumologie
Klinikum Stuttgart – Katharinenhospital
Kriegsbergstraße 60
70174 Stuttgart

Dr. Martin Braun
Health Care Management
Spelzenstr. 17
68167 Mannheim

Dr. Thorsten Brechmann
Chefarzt der Klinik für Innere Medizin und Gastroenterologie
Sankt Elisabeth Hospital
Stadtring Kattenstroth 130
33332 Gütersloh

Dr. Cornelie Haag
Medizinische Klinik und Poliklinik I
Universitätsklinikum Dresden
Fetscherstr. 74
01307 Dresden

Dr. Alexandra Schmidt
Medizinische Klinik und Poliklinik I
Universitätsklinikum Dresden
Fetscherstr. 74
01307 Dresden

PD Dr. Tobias J. Weismüller
Chefarzt der Klinik für Innere Medizin – Gastroenterologie und Hepatologie
Vivantes Humboldt-Klinikum
Am Nordgraben 2
13509 Berlin Reinickendorf

Für inspiring-health GmbH – München:
Dr. Wolfgang Heinlein
inspiring-health GmbH
Waldmeisterstr.72
80935 München

Bibliografische Informationen der Deutschen Nationalbibliothek
Die Deutsche Nationalbibliothek verzeichnet diese Publikation in der Deutschen Nationalbibliografie; detaillierte bibliografische Daten sind im Internet über http://dnb.d-nb.de abrufbar.

Bei der Herstellung des Werkes haben wir uns zukunftsbewusst für umweltverträgliche und wiederverwertbare Materialien entschieden. Der Inhalt ist auf elementar chlorfreiem Papier gedruckt.

www.medhochzwei-verlag.de

ISBN 978-3-86216-936-8

Satz: Reemers Publishing Services GmbH, Krefeld
Umschlaggestaltung: kreativmedia, Hückelhoven
Titelbild: Florian Augustin/Shutterstock.com
Druck: mediaprint solutions GmbH, Paderborn

Vorwort

Dieser Kodierleitfaden wurde erstmalig 2002 im Rahmen des DRG-Evaluationsprojekts Gastroenterologie unter Federführung von Herrn Professor Dr. W. F. Caspary und Herrn Professor Dr. P. Frühmorgen von der Deutschen Gesellschaft für Gastroenterologie, Verdauungs- und Stoffwechselkrankheiten (DGVS) zusammen mit der DRG-Research-Group des Universitätsklinikums Münster erstellt. Später wurde der Kodierleitfaden auf Initiative von Dr. U. Rosien und Dr. B. Akoglu in bewährter Zusammenarbeit mit der DRG-Research-Group weitergeführt und weiterentwickelt. Inzwischen wurde die Arbeitsgruppe Kodierleitfaden als eigenständige Untergruppe der Kommission für medizinische Klassifikation und Gesundheitsökonomie der DGVS, ins Leben gerufen. Neue engagierte Mitglieder aus unserer Fachgesellschaft sind hinzugekommen und haben viele neue Impulse geben können. So wurde letztes Jahr nach nunmehr 20 Jahren eine grundlegende Veränderung in der Struktur des Kodierleitfadens umgesetzt und in diesem Jahr weitergeführt. Die jährliche Aktualisierung erfolgte auch in diesem Jahr durch Mitglieder der Deutschen Gesellschaft für Gastroenterologie, Verdauungs- und Stoffwechselkrankheiten (DGVS) in Zusammenarbeit mit der inspiring health GmbH, München.

Dass dieser Kodierleitfaden ein wichtiger Bestandteil der Erlössicherung werden sollte, wurde erst über die Jahre immer deutlicher. Besonders in der heutigen Zeit der strukturellen Veränderung und Prüfquotenabschläge ist eine korrekte und somit belastbare Kodierung wichtiger denn je.

Für die jahrelange Treue unserer multidisziplinären Leserschaft möchten wir uns sehr herzlich bedanken und wünschen Ihnen für Ihre wertvolle Arbeit weiterhin viel Erfolg.

Frankfurt, im Oktober 2022 Dr. med. Bora Akoglu
Prof. Dr. med. Jörg Albert

Inhaltsverzeichnis

1 Einführung

Dieser Kodierleitfaden soll die korrekte Kodierung gastroenterologischer Patient*innen ermöglichen. Die Angaben in diesem Kodierleitfaden fußen auf dem gültigen Regelwerk aus ICD, OPS und den Deutschen Kodierrichtlinien.

Trotz regelkonformer Dokumentation und Kodierung sind Streitfälle zwischen Krankenhaus und Krankenkassen an der Tagesordnung. Dieser Kodierleitfaden soll hierbei zu einer einheitlichen und streitfreien Kodierung beitragen.

Jeder Leitfaden lebt von seinen kritischen Lesern. Ihre zahlreichen Hinweise haben nachhaltig zur Verbesserung dieses Buches beigetragen. Teilen Sie uns mit, was Sie als verbesserungswürdig erachten oder was aus Ihrer Sicht fehlt. Ihre Anregungen und Wünsche richten Sie bitte an Herrn Dr. B. Akoglu (mkg@dgvs.de) unter dem Betreff „Anregung Kodierleitfaden".

Hinweise:
In Tabellen sind Formulierungen, die nicht Bestandteil der Texte des offiziellen ICD- oder OPS- Kodes sind, in geschweifte Klammern gesetzt. Diese Formulierungen können sowohl offizielle Inklusiva, Exklusiva oder (vom Autor als besonders relevant erachtete) Pathologien aus Aufzählungen des ICD- Verzeichnisses sein als auch freie Bemerkungen des Autors.

Ist in Beispielen in einer Zeile ein Sekundärkode (* oder !) aufgeführt, ist der Primärkode immer der in der darüber liegenden Zeile genannte ICD-Kode.

Speziell bei den OPS-Kodes kann der Text aufgrund des systematischen Aufbaus mit Wiederholung des Textes für den Vier-(Fünf-)Steller sehr lang werden. Zur besseren Lesbarkeit wurde in Tabellen, in denen in einer darüber liegenden Zeile ein Vier- oder Fünfsteller steht, bei den endständigen OPS-Kode darunter der Textteil für den Vier- oder Fünfsteller nicht mehr wiederholt.

2 Was ist neu in 2023

2.1 Änderungen im ICD-Verzeichnis

Hepatorenales Syndrom
Beim ICD-Kode K76.7 *Hepatorenales Syndrom* wurde der Hinweis „Benutze zusätzliche Schlüsselnummern, um die zugrunde liegenden Zustände anzugeben" hinzugefügt.

Über diesen Weg kann nun auch ein hepatorenales Syndrom bei einer alkoholtoxischen Leberschädigung (K70.-) kodiert werden.

Siehe auch Kap. 3.6.8

Pankreatitis
Der unspezifische ICD- Kode K86.1 *Sonstige chronische Pankreatitis* wurde gesplittet. Es stehen nun die zusätzlichen Kodes

K86.10 *Autoimmunpankreatitis [AIP]* und
K86.11 *Hereditäre Pankreatitis*

zur Verfügung.

Siehe auch Kap. 3.7.1.2

Ösophagitis
Für die differenzierte Kodierung der Ösophagitis wurden neue Kodes und auch klarstellende Hinweise eingeführt.

Für die radiogene und die eosinophile Ösophagitis stehen nun folgende ICD-Schlüssel zur Verfügung:

K20.0 *Eosinophile Ösophagitis*
K20.1 *Radiogene Ösophagitis*

Durch Herausnahme des Begriffs „peptisch" aus dem Inklusivum des bisherigen ICD-Kodes K20 und Erweiterung der Aufzählung beim ICD-Kode K21.0 um die „peptische Ösophagitis" wurde klargestellt, dass die Kodierung dieser Erkrankung über den ICD

K21.0 *Gastroösophageale Refluxkrankheit mit Ösophagitis*

erfolgt.

Siehe auch Kap. 3.3.1

Strahlenproktitis
Zur Klarstellung, dass eine Strahlenproktitis mit dem ICD-Kode

K62.7 *Strahlenproktitis*

zu kodieren ist, wurde ein entsprechendes Exklusivum zum ICD-Kode

T66 *Nicht näher bezeichnete Schäden durch Strahlung*

hinzugefügt.

Hydrothorax
Zur Abgrenzung der Kodierung eines Hydrothorax bei anderenorts klassifizierten Krankheiten

J91* *Pleuraerguss bei anderenorts klassifizierten Krankheiten*

wurde der erläuternde Text „Hydrothorax" beim ICD-Kode

J94.8 *Sonstige näher bezeichnete Krankheitszustände der Pleura*

um ein „ohne nähere Angaben" erweitert.

Siehe auch Kap. 3.6.10, Beispiel 3

Komplikationen nach medizinischen Eingriffen
Zur Kodierung von Komplikationen nach medizinischen Eingriffen erfolgten im ICD 2023 zwei Änderungen.

Zur Kodierung von Strikturen wurde ein neuer ICD-Kode etabliert

K91.84 *Strikturen nach endoskopischen Eingriffen und Operationen am Verdauungstrakt*

Die Kodierung von Insuffizienzen von Anastomosen und Nähten am Pankreas mit Beteiligung des Dünndarms sind mit dem ICD-Kode

K91.82 *Insuffizienzen von Anastomosen und Nähten nach Operationen am Pankreas*

zu verschlüsseln. Dies wurde durch die Hinzunahme eines entsprechenden Hinweises klargestellt.

Schweregrad der Hypoglykämie

Der Schweregrad einer Hypoglykämie und eine Hypoglykämiewahrnehmungsstörung bei Diabetes mellitus kann nun über einen Sekundärkode aus U69.7-! differenziert werden.

U69.70! *Milde Hypoglykämie, als nicht rezidivierend bezeichnet* {Die Person ist nicht auf Fremdhilfe angewiesen, Blutzucker von 60 mg/dl bzw. 3,3 mmol/l und weniger.}

U69.71! *Milde Hypoglykämie, als rezidivierend bezeichnet* {Die Person ist nicht auf Fremdhilfe angewiesen, Blutzucker von 60 mg/dl bzw. 3,3 mmol/l und weniger.}

U69.72! *Schwere Hypoglykämie ohne Koma* {Die Person ist auf Fremdhilfe angewiesen, Blutzucker von 60 mg/dl bzw. 3,3 mmol/l und weniger. Schwere Hypoglykämie ohne Koma (rezidivierend) (nicht rezidivierend)}

U69.73! *Hypoglykämisches Koma bei Diabetes mellitus*

U69.74! *Hypoglykämiewahrnehmungsstörung bei Diabetes mellitus* {Rezidivierend unbemerkte Hypoglykämien mit Blutzucker von 60 mg/dl bzw. 3,3 mmol/l und weniger.}

Auftreten einer Sepsis/septischen Schocks im zeitlichen Bezug zur KH-Aufnahme

Analog zur Pneumonie sind nun ICD- Sekundärkodes zur Differenzierung in „nosokomial" und „nicht nosokomial" für die Sepsis und den septischen Schock zu kodieren.

U69.80! *Nicht-nosokomiale Sepsis* {Sepsis, vor dem dritten Kalendertag der Krankenhausaufnahme auftretend}

U69.81! *Nosokomiale Sepsis* {Sepsis, ab dem dritten Kalendertag der Krankenhausaufnahme auftretend}

U69.82! *Sepsis mit unklarem Zeitpunkt des Beginns mit Bezug zur Krankenhausaufnahme*

U69.83! *Nicht-nosokomialer septischer Schock* {Septischer Schock, vor dem dritten Kalendertag der Krankenhausaufnahme auftretend}

U69.84! *Nosokomialer septischer Schock* {Septischer Schock, ab dem dritten Kalendertag der Krankenhausaufnahme auftretend}

U69.85! *Septischer Schock mit unklarem Zeitpunkt des Beginns mit Bezug zur Krankenhausaufnahme*

Siehe auch Kap. 3.9.4

2.2 Änderungen im OPS-Verzeichnis

EUS-Chemozystablation

Für Patient*innen mit muzinösen neoplastischen Pankreaszysten von mindestens 2 cm Durchmesser, die inoperabel sind oder die eine Operation ablehnen, steht ein non-invasives Verfahren zur Verfügung. Bei diesem werden unter endosonographischer Kontrolle transgastral oder transduodenal die Pankreaszysten punktiert und eine Substanz injiziert.

Um dieses Verfahren spezifisch kodieren zu können, wurden folgende OPS-Kodes etabliert.

5-529.t *Transgastrale Chemoablation einer neoplastischen Pankreaszyste*

5-529.u *Transduodenale Chemoablation einer neoplastischen Pankreaszyste*

Siehe auch Kap. 4.2.9.5

Perkutane endoskopische Nekrosektomie
Die perkutan-endoskopische Entfernung von Pankreasnekrosen ist ein interventionell endoskopisches Verfahren zur Behandlung von Nekrosen bei akuter nekrotisierender Pankreatitis. Es ähnelt dem Verfahren einer endoskopischen transgastralen/-duodenalen Entfernung von Pankreasnekrosen, für die bereits OPS-Kodes etabliert sind (5-529.p und 5-529.s). Allerdings erfolgt hierbei der Zugang nicht über eine Gastroduodenoskopie, sondern über einen perkutanen Zugang mittels Endoskop.

Bisher war diese Intervention nicht spezifisch kodierbar, ab dem ICD 2023 kann dies nun über diesen OPS-Kode erfolgen.

5-529.v *Perkutan-endoskopische Entfernung von Pankreasnekrosen über Punktionskanal*

Siehe auch Kap. 4.2.9.9

Lokale Destruktion an der Leber
Im Zuge der weiteren Ausdifferenzierung der Ablationstherapien in der Leber wurde nun auch die Kryoablation kodierbar gemacht.

5-501.b- *Destruktion, lokal, durch Kryoablation*

An der 6. Stelle wird der Zugang kodiert (0 Offen chirurgisch, 1 Laparoskopisch, 2 Umsteigen laparoskopisch - offen chirurgisch, 3 Perkutan, x Sonstige)

Siehe auch Kap. 4.2.8.1

Bürstenzytologie
Generell werden bei suspekten Befunden bei endoskopischen Untersuchungen Biopsien entnommen, um die Dignität oder Ätiologie zu klären. An manchen Lokalisationen sind Biopsien aufgrund der Enge (Gallengänge) oder der tangentialen Verhältnisse (Ösophagus) nicht oder nur schwierig möglich. In diesen Fällen wird eine Gewinnung von Gewebe bzw. Zellmaterial mit Hilfe von Bürsten (Bürstenzytologie) durchgeführt.

Die Kodierung der Bürstenzytologie war bisher unklar. Im OPS 2023 wurde hier Kodierklarheit geschaffen durch Aufnahme der Bürstenzytologie als Inklusivum zu den bestehenden Biopsiekodes.

1-440.-	*Endoskopische Biopsie an oberem Verdauungstrakt, Gallengängen und Pankreas*
1-440.6	*Gallengänge* {Inkl.: Bürstenzytologie}
1-440.9	*Stufenbiopsie am oberen Verdauungstrakt* {Inkl.: Bürstenzytologie}
1-440.a	*1 bis 5 Biopsien am oberen Verdauungstrakt* {Inkl.: Bürstenzytologie}

Lusutrombopag/Avatrombopag

Für erwachsene Patient*innen mit einer Thrombozytopenie aufgrund einer chronischen Lebererkrankung, die sich einem invasiven Eingriff unterziehen müssen, stehen zur Reduktion des Blutungsrisikos die Thrombopoetin (TPO)-Rezeptoragonisten Avatrombopag und Lusothrombopag zur Verfügung.

Für diese beiden über NUB vergüteten Medikamente wurden neue OPS-Kodes geschaffen.

6-00f.1	*Lusutrombopag, oral*
6-00e.5	*Avatrombopag, oral*

2.3 Wichtige neue Untersuchungs- und Behandlungsmethoden (NUB) in der Gastroenterologie

In den folgenden Tabellen sind für die Gastroenterologie einige wichtige Zusatzentgelte (ZE) und neue Untersuchungs- und Behandlungsmethoden (NUB) aufgeführt. Die Tabellen haben keinen Anspruch auf Vollständigkeit.

Wirkstoff	Handelsname	Applikation	Neu ab	Indikation	InEK-Status	OPS
Golimumab	Simponi®	s. c., alle 4 Wo	2013 (2009)	neu für Indikation CU 2013	1	6-005.2
Mirikizumab	Omvoh®	i. v. (-> s. c.)	2023	CU, Zulassung für 2023 erwartet	?	---
Risankizumab	Skyrizi®	i. v.	2023	M. Crohn	1	6-00c.e
Risankizumab	Skyrizi®	s. c., alle 8 Wo	2023 (2019)	neu für Indikation M. Crohn 2023	1	6-00c.e
Darvadstrocel	Alofisel®	operativ	2018 (2015)	Fisteln bei M. Crohn	1	8-863.00 5-936.1
Teduglutid	Revestive®	s. c., tgl.	2014	Kurzdarm	1	6-008.4
Bezlotoxumab	Zinplava®		2018	Clostridum difficile Enteritis	1	6-00b.1
Sofosbuvir/ Velpatasvir	Epclusa®	p. o.	2016	Hepatitis C	1	6-009.m
Ledipasvir/ Sofosbuvir	Harvoni®	p. o.	2017	Hepatitis C	1	6-007.g
Sofosbuvir/ Velpatasvir/ Voxilaprevir	Vosevi®	p. o.	2017	Hepatitis C	1	6-00a.h

Wirkstoff	Handelsname	Applikation	Neu ab	Indikation	InEK-Status	OPS
Elbasvir/ Grazoprevir	Zepatier®	p. o.	2016	Hepatitis C	1	6-009.c
Glecaprevir/ Pibrentasvir	Maviret®	p. o.	2017	Hepatitis C	1	6-00a.6
Sofosbuvir	Sovaldi®	p. o.	2014	Hepatitis C	1	6-008.3
Bulevirtid	Hepcludex®	s. c., tgl.	2020	Hepatitis D	1	6-00d.6
Givosiran	Givlaari®	s. c., 1x/Mo	2020	akute hepatische Porphyrie		6-00d.b
Lusutrombopag	Mulpleo®	p. o.	2022	Thrombopenie bei Chronic liver disease (CLD), Immunthrombozytopenie (ITP)	1	6-00f.1
Avatrombopag	Doptelet®	p. o.	2021	Thrombopenie bei Chronic liver disease (CLD), Immunthrombozytopenie (ITP)	1	6-00e.5

Wirkstoff	Handelsname	Applikation	Neu ab	Indikation	InEK-Status	OPS
Aszitesbehandlung mittels einer vollimplantierbaren Pumpe	ALFA-pump®		2010	therapie-refraktärer Aszites	1	5-549.6
Magenschrittmacher	Gastric Electrical Stimulation (GES); Enterra® II		2002	therapierefraktäre Gastroparese		5-449.n0-3

Wichtige Zusatzentgelte in der Gastroenterologie

Wirkstoff	Handelsname	Applikation/ Durchführung	Indikation	ZE	OPS	Bemerkung
Infliximab	Remicade® Remsima®	i. v./ s. c.	u. a. CED	ZE2023-149	6-001.e*	gelistet als Infliximab „parenteral"
Vedolizumab	Entyvio®	i. v./ s. c.	u. a. CED	ZE2023-182	6-008.5*	gelistet als Vedolizumab „parenteral"
Ustekinumab	Stelara®	i. v.	u. a. CED	ZE2023-194	6-005.p*	
Ustekinumab	Stelara®	s. c.	u. a. CED	ZE2023-195	6-005.q*	
Adalimumab	Humira® Amgevita®	s. c.	u. a. CED	ZE2023-148	6-001.d*	gelistet als Adalimumab „parenteral"
Sorafenib	Nexavar®	p. o.	u. a. HCC	ZE2023-75	6-003.b*	
Interferon alfa-2a	Pegasys®	s. c.	u. a. Hepatitis B, D	ZE2023-59	8-812.1*	heutzutage bei Hep. B selten eingesetzt

Wirkstoff	Handelsname	Applikation/ Durchführung	Indikation	ZE	OPS	Bemerkung
Selbstexpandierende Prothesen am Gastrointestinaltrakt		endoskopisch	u. a. Gallengangstenosen, Pankreasgangstenose, Ösophagus-/Duodenalstenosen	ZE2023-54		krankenhausindividuell verhandeltes ZE
Selbstexpandierende Stents mit Kauterisierungssystem	z. B. Hot AXIOS ™	endoskopisch	u. a. Drainage Pankreaszysten/-nekrosen	ZE2023-54	Pankreasnekrose: 5-529.p2 (transgastral) 5-529-s2 (transduodenal) Pankreaszyste: 5-529.n4 (transgastral) 5-529.r3 (transduodenal) + bei allen Kodes: 5-549.a	krankenhausindividuell verhandeltes ZE
Radiofrequenzablation Ösophagus (RFA)		endoskopisch	u. a. Barrett-Ösophagus	ZE161	5-422.55	

Wirkstoff	Handelsname	Applikation/ Durchführung	Indikation	ZE	OPS	Bemerkung
selektive Embolisation mit Metallspiralen (Coils), andere Lokalisationen		radiologisch	bei gastrointestinaler Blutung	ZE106	u. a. 8-836.ma	
Gabe von Erythrozytenkonzentraten			u. a. bei Blutung, transfusionspflichtiger Anämie	ZE107	8-800.c-	
Gabe von Thrombozytenkonzentraten			u. a. bei Blutung, transfusionspflichtiger Thrombozytopenie	ZE146	8-800.g-	
Gabe von Prothrombinkomplex (PPSB)			u. a. bei Blutung, schwerer Gerinnungsentgleisung	ZE30	8-812.5-	
Gabe von Fibrinogen			u. a. bei Blutung, schwerer Gerinnungsentgleisung	ZE2023-138	8-810.j*	krankenhausindividuell verhandeltes ZE

Wirkstoff	Handelsname	Applikation/ Durchführung	Indikation	ZE	OPS	Bemerkung
Molekulares Monitoring (MRD)		Pathologie	molekulargenetische Diagnostik patientenspezifischer Marker (an Pathologie-Zentren)	ZE2023-198 ZE2023-199 ZE2023-115	1-991.-	krankenhausindividuell verhandeltes ZE

Arzneimittel ohne NUB- oder ZE-Status

Wirkstoff	Handelsname	Applikation/ Durchführung	Indikation	Bemerkung
Upadacitinib	Rinvoq®	p. o., tgl.	CU	
Ozanimod	Zeposia®	p. o., tgl.	CU	
Filgotinib	Jyseleca®	p. o., tgl.	CU	
Tofacitinib	Xeljanz®	p. o., tgl.	CU	
Etrasimod		p. o., tgl.	CU	Zulassung erwartet

3 Verschlüsselung von Krankheiten

3.1 Allgemein

In der Regel steht für die Kodierung einer Erkrankung ein ICD-Kode zur Verfügung.

Jedoch sieht die ICD-10-GM für eine Erkrankung, die durch einen einzelnen Kode allein nicht ausreichend dargestellt ist, die Kodierung von zwei oder mehreren Kodes vor. Dies ist häufig der Fall, um Ätiologie (zugrundeliegende Ursache) und Manifestation einer Erkrankung zum Ausdruck zu bringen. Hierfür ist insbesondere das „Kreuz-Stern-System" von Bedeutung.

Schlüsselnummern für Ätiologie werden durch das Kreuz-Symbol (†) und Manifestations-Schlüsselnummern durch das Stern-Symbol (*) gekennzeichnet. Dabei ist immer zuerst der Kreuz-Kode (Primärkode) zu kodieren. Diesem folgt der Stern-Kode (Sekundärkode), z. B.

B25.80†	*Infektion des Verdauungstraktes durch Zytomegalieviren*
K93.8*	*Krankheiten sonstiger näher bezeichneter Verdauungsorgane bei anderenorts klassifizierten Krankheiten*

Ist bei einem Kreuz-Kode eine Liste mit möglichen Manifestationen (Stern-Kodes) aufgeführt, so muss diese Liste nicht alle möglichen Manifestationen umfassen. Auch Manifestationen, die nicht aufgeführt sind oder nicht mit einem Stern markiert sind, können angegeben werden.

A52.7†	Sonstige floride Spätsyphilis
K67.2*	Syphilitische Peritonitis

Umgekehrt sind nicht bei allen Sternkodes Kreuzkodes aufgeführt, sondern durchaus auch Kodes, die nicht mit einem Kreuz markiert sind, z. B.

K70.3 *Alkoholische Leberzirrhose*
I98.2* *Ösophagus- und Magenvarizen bei anderenorts klassifizierten Krankheiten, ohne Angabe einer Blutung*

Darüber hinaus kennt die ICD-10-GM Kodes, die mit einem Ausrufezeichen versehen sind (Ausrufezeichenkodes). Auch diese gelten als Sekundärkodes, die einem Primärkode zuzuordnen sind, z. B.

K70.41 *Chronisches alkoholisches Leberversagen*
K74.70! *Leberzirrhose, Stadium Child-Pugh A*

Nicht alle Primärkodes sind mit einem Kreuz gekennzeichnet. Es ist somit möglich, auch ICD-Kodes, die nicht mit einem Kreuz markiert sind, als Primärkode mit einem Sekundärkode zu kombinieren.

3.2 Neoplasien allgemein

3.2.1 Primärtumor

Die Kodes für die Primärtumoren im Bereich der Gastroenterologie werden in den einzelnen Organkapiteln aufgelistet.

Ist die Lokalisation des Tumors unbekannt, ist ein Kode aus C80.- *Bösartige Neubildung ohne Angabe der Lokalisation* zu kodieren.

3.2.2 Metastasen

Metastasen sind unter C78.- und C79.- eingeordnet, Lymphknotenmetastasen bei C77.-

C78.0 Sekundäre bösartige Neubildung der Lunge
C78.1 Sekundäre bösartige Neubildung des Mediastinums
C78.2 Sekundäre bösartige Neubildung der Pleura
C78.3 Sekundäre bösartige Neubildung sonstiger und nicht näher bezeichneter Atmungsorgane

C78.4	Sekundäre bösartige Neubildung des Dünndarmes
C78.5	Sekundäre bösartige Neubildung des Dickdarmes und des Rektums
C78.6	Sekundäre bösartige Neubildung des Retroperitoneums und des Peritoneums
C78.7	Sekundäre bösartige Neubildung der Leber und der intrahepatischen Gallengänge
C78.8	Sekundäre bösartige Neubildung sonstiger und nicht näher bezeichneter Verdauungsorgane
C79.0	Sekundäre bösartige Neubildung der Niere und des Nierenbeckens
C79.1	Sekundäre bösartige Neubildung der Harnblase sowie sonstiger und nicht näher bezeichneter Harnorgane
C79.2	Sekundäre bösartige Neubildung der Haut
C79.3	Sekundäre bösartige Neubildung des Gehirns und der Hirnhäute
C79.4	Sekundäre bösartige Neubildung sonstiger und nicht näher bezeichneter Teile des Nervensystems
C79.5	Sekundäre bösartige Neubildung des Knochens und des Knochenmarkes
C79.6	Sekundäre bösartige Neubildung des Ovars
C79.7	Sekundäre bösartige Neubildung der Nebenniere
C79.81	Sekundäre bösartige Neubildung der Brustdrüse
C79.82	Sekundäre bösartige Neubildung der Genitalorgane
C79.83	Sekundäre bösartige Neubildung des Perikards
C79.84	Sonstige sekundäre bösartige Neubildung des Herzens
C79.85	Sekundäre bösartige Neubildung des Bindegewebes und anderer Weichteilgewebe des Halses
C79.86	Sekundäre bösartige Neubildung des Bindegewebes und anderer Weichteilgewebe der Extremitäten
C79.88	Sekundäre bösartige Neubildung sonstiger näher bezeichneter Lokalisationen

C77.0 Sekundäre und nicht näher bezeichnete bösartige Neubildung: Lymphknoten des Kopfes, des Gesichtes und des Halses

C77.1 Sekundäre und nicht näher bezeichnete bösartige Neubildung: Intrathorakale Lymphknoten

C77.2 Sekundäre und nicht näher bezeichnete bösartige Neubildung: Intraabdominale Lymphknoten

C77.3 Sekundäre und nicht näher bezeichnete bösartige Neubildung: Axilläre Lymphknoten und Lymphknoten der oberen Extremität

C77.4 Sekundäre und nicht näher bezeichnete bösartige Neubildung: Inguinale Lymphknoten und Lymphknoten der unteren Extremität

C77.5 Sekundäre und nicht näher bezeichnete bösartige Neubildung: Intrapelvine Lymphknoten

C77.8 Sekundäre und nicht näher bezeichnete bösartige Neubildung: Lymphknoten mehrerer Regionen

Seit 2022 können beim Kode C77.8 *Sekundäre und nicht näher bezeichnete bösartige Neubildung: Lymphknoten mehrerer Regionen* die genauen Lokalisationen zusätzlich angegeben werden:

U69.5! Sekundäre Schlüsselnummern zur Angabe mehrerer Regionen bei sekundärer und nicht näher bezeichneter bösartiger Neubildung der Lymphknoten

U69.50! Lymphknoten des Kopfes, des Gesichtes und des Halses

U69.51! Intrathorakale Lymphknoten

U69.52! Intraabdominale Lymphknoten

U69.53! Axilläre Lymphknoten und Lymphknoten der oberen Extremität

U69.54! Inguinale Lymphknoten und Lymphknoten der unteren Extremität

U69.55! Intrapelvine Lymphknoten

Beispiel 1

Bei einer Patientin mit Magenkarzinom im Fundus bestehen intraabdominelle und supraklavikuläre Lymphknotenmetastasen.

Wenn entsprechend der Kodierrichtlinien alle Manifestationen kodiert werden sollen, dann ergeben sich folgende Kodes:

C16.1	Bösartige Neubildung: Fundus ventriculi
C77.8	Sekundäre und nicht näher bezeichnete bösartige Neubildung: Lymphknoten mehrerer Regionen
U69.50!	Lymphknoten des Kopfes, des Gesichtes und des Halses
U69.52!	Intraabdominale Lymphknoten

Ein Lymphom wird, unabhängig von der Anzahl der betroffenen Gebiete, nicht als metastatisch betrachtet, und wird überwiegend mit Kodes der ICD-Gruppen C81-C88 kodiert. Dies gilt auch für Lymphome, die als „extranodal" ausgewiesen werden (z. B. MALT-Lymphom des Magens).

Kodes für sekundäre Neubildungen an Lymphknoten und Organen (C77.-, C78.-, C79.0-2, C79.4 und C79.6-9) werden beim Lymphom nicht zusätzlich verschlüsselt.

Allerdings bilden hier die Meningeosis carcinomatosa an Gehirn und Hirnhäuten sowie Knochenmarksherde bei malignen Lymphomen eine Ausnahme. Diese können auch bei Lymphomen zusätzlich kodiert werden:

C79.3	*Sekundäre bösartige Neubildung des Gehirns und der Hirnhäute*
C79.5	*Sekundäre bösartige Neubildung des Knochens und des Knochenmarkes*

Beispiel 2

Eine Patientin mit einem diffusen großzelligen NHL mit Befall zahlreicher Lymphknoten und einer Infiltration des Knochenmarks erhält eine Chemotherapie.

C83.3	Diffuses großzelliges B-Zell-Lymphom
C79.5	Sekundäre bösartige Neubildung des Knochens und des Knochenmarkes
8-54-	Zytostatische Therapie, Immuntherapie und antiretrovirale Therapie {4. bis 6. Stelle in Abhängigkeit der Komplexität und Dauer der Chemotherapie}

Ein MALT-Lymphom des Verdauungstraktes wird mit C88.4- *Extranodales Marginalzonen-B-Zell-Lymphom des Mukosa-assoziierten lymphathischen Gewebes [MALT-Lymphom]* verschlüsselt. Bei Übergang in ein hochmalignes (diffus großzelliges) Lymphom ist zusätzlich C83.3 zu kodieren.

3.2.3 Hauptdiagnose bei Neoplasien

Abhängig von der Behandlungsphase und der durchgeführten Therapie wird die Frage der Wahl der Hauptdiagnose bei onkologischen Patient*innen unterschiedlich bewertet. In den Speziellen Kodierrichtlinien werden mehrere Situationen ausführlich mit Beispielen dargestellt.

Bei Diagnostik und Therapie des Primärtumors ist dieser die Hauptdiagnose, auch bei Folgeaufenthalten, bei denen das primäre Malignom u. U. schon entfernt ist.

Beispiel 1

Ein Patient mit Rektumkarzinom pT3pN0 wird nach Resektion des Karzinoms wiederholt zur adjuvanten lokalen Bestrahlung (Details siehe OPS-Verzeichnis) und systemischen Chemotherapie aufgenommen.

HD: C20	Bösartige Neubildung des Rektums
8-54-	Zytostatische Therapie, Immuntherapie und antiretrovirale Therapie {4. bis 6. Stelle in Abhängigkeit der Komplexität und Dauer der Chemotherapie}
8-522.-	Hochvoltstrahlentherapie

Bei Durchführung einer systemischen Chemo- oder Strahlentherapie (Radiojodtherapie oder Ganzkörperbestrahlung) muss immer das primäre Malignom als Hauptdiagnose verschlüsselt werden (auch wenn bereits reseziert); alle bekannten Metastasen werden als Nebendiagnose zusätzlich erfasst, da alle Manifestationen des Malignoms bei einer systemischen Therapie mitbehandelt werden.

Beispiel 2

Eine Patientin mit reseziertem Rektumkarzinom sowie Leber- und Knochenmetastasen wird zur systemischen palliativen Chemo- und Antikörpertherapie (Bevacizumab) aufgenommen.

HD: C20	Bösartige Neubildung des Rektums
ND: C78.7	Sekundäre bösartige Neubildung der Leber und der intrahepatischen Gallengänge
ND: C79.5	Sekundäre bösartige Neubildung des Knochens und des Knochenmarkes
8-54-	Zytostatische Therapie, Immuntherapie und antiretrovirale Therapie {4. bis 6. Stelle in Abhängigkeit der Komplexität und Dauer der Chemotherapie}
8-547.0	Andere Immuntherapie: Mit nicht modifizierten Antikörpern
6-002.9-	Applikation von Medikamenten, Liste 2: Bevacizumab, parenteral

Im Gegensatz dazu wird bei einer lokalen Therapie einer Metastase (z. B. Bestrahlung, lokale Intervention wie Chemoembolisation oder Radiofrequenzablation) die Metastase zur Hauptdiagnose und der Primärtumor zur Nebendiagnose.

Beispiel 3

Ein Patient mit Leber- und Knochenmetastasen eines Rektumkarzinoms wird zur perkutanen Radiofrequenzablation der Lebermetastase aufgenommen.

HD: C78.7	Sekundäre bösartige Neubildung der Leber und der intrahepatischen Gallengänge
ND: C20	Bösartige Neubildung des Rektums

5-501.93 Lokale Exzision und Destruktion von erkranktem Gewebe der Leber (atypische Leberresektion): Destruktion, lokal, durch Radiofrequenzablation: Perkutan

Die Knochenmetastasen werden nur als Nebendiagnose kodiert, wenn diese die Definition der Nebendiagnose erfüllen.

Wird ein Patient wegen einer Komplikation entweder aufgrund der bekannten malignen Erkrankung oder aufgrund der Therapie dieser malignen Erkrankung aufgenommen, gelten nach dem Spruch des Schlichtungsausschusses Bund nach § 17c Absatz 3 KHG von 2016 (https://www.dkgev.de/fileadmin/default/Beschluss_Schlichtungsausschuss_Bund_gem.____17c_Abs._3__KHG.pdf) folgende Regeln:

- Wenn ausschließlich eine einzelne Komplikation behandelt wird, wird die Komplikation zur Hauptdiagnose.
- Wenn mehrere Komplikationen behandelt werden oder eine Behandlung des Malignoms oder eine Diagnostik des Malignoms erfolgt, ist das Malignom die Hauptdiagnose.

Es ist darauf zu achten, dass das Schlichtungsurteil nur Anwendung findet, wenn die stationäre Aufnahme aufgrund des Tumors oder der Komplikationen des Tumors erfolgte. Erfolgte die stationäre Aufnahme aus einem anderen Grund (z. B. Harnwegsinfektion), welcher nicht mit dem Tumor in Verbindung steht, und es wurde sich beispielsweise nach der Therapie der Harnwegsinfektion entschieden, noch im gleichen Aufenthalt ein Staging-CT durchzuführen und den Casus im Tumorboard zu besprechen, ist das Schlichtungsurteil *nicht* anzuwenden. Im genannten Fall wäre die Harnwegsinfektion die Hauptdiagnose.

Beispiel 4

Eine Patientin mit einem lokal fortgeschrittenen Magenkarzinom und dadurch bedingten Gallengangsverschluss wird mit einem Gallengangsstent versorgt.

HD: K83.1 Verschluss des Gallenganges

ND: C16.3 Bösartige Neubildung: Antrum pyloricum

1-640	Diagnostische retrograde Darstellung der Gallenwege
5-513.1	Endoskopische Operationen an den Gallengängen: Inzision der Papille (Papillotomie)
5-513.f0	Endoskopische Operationen an den Gallengängen: Einlegen von nicht selbstexpandierenden Prothesen: 1 Prothese

Beispiel 5

Wenn im gleichen Aufenthalt zusätzlich ein Computertomogramm zum Staging durchgeführt wird, wird das Malignom zur Hauptdiagnose.

HD: C16.3	Bösartige Neubildung: Antrum pyloricum
ND: K83.1	Verschluss des Gallenganges
1-640	Diagnostische retrograde Darstellung der Gallenwege
5-513.1	Endoskopische Operationen an den Gallengängen: Inzision der Papille (Papillotomie)
5-513.f0	Endoskopische Operationen an den Gallengängen: Einlegen von nicht selbstexpandierenden Prothesen: 1 Prothese
3-225	Computertomographie des Abdomens mit Kontrastmittel

3.3 Erkrankungen des Ösophagus

Erkrankungen des Ösophagus finden sich im ICD-Verzeichnis unter K20-K23 oder auch in Q39 *Angeborene Fehlbildungen des Ösophagus*, unter C15 finden sich die bösartigen Neubildungen des Ösophagus, wie sie im Folgenden aufgeführt sind (Kapitel 3.3.4).

3.3.1 Entzündliche Erkrankungen

Neu kodierbar ist die eosinophile Ösophagitis, zudem wurde die K20.- *Ösophagitis* etwas umgestellt:

K20.0	Eosinophile Ösophagitis
K20.1	Radiogene Ösophagitis
K20.8	Sonstige näher bezeichnete Ösophagitis {Inkl.: Abszess des Ösophagus, Erosion des Ösophagus, Ösophagitis: durch chemische Substanzen Exkl.: Mit gastroösophagealer Refluxkrankheit, Peptische Ösophagitis, Refluxösophagitis}
K20.9	Ösophagitis, nicht näher bezeichnet Ösophagitis o.n.A.

Für die K20.- *Ösophagitis* besteht ein Exklusivum, nämlich die *Gastroösophageale Refluxkrankheit* (K21.0). Für 2023 wurde zur Klarstellung auch die *peptische Ösophagitis* als Exklusivum mit aufgeführt. Wenn keine gastroösophageale Refluxerkrankung vorliegt, dann werden andere entzündliche Erkrankungen der Speiseröhre mit K20.8 kodiert.

K22.1	Ösophagusulkus {Inkl.: durch Ingestion von: Arzneimitteln und Drogen, chemischen Substanzen, durch Pilze, peptisch o.n.A., ulzerative Ösophagitis}

Bei Nachweis eines Erregers als Ursache der Ösophagitis wird dieser spezifisch verschlüsselt. Teilweise stehen Kodes zur Verfügung, welche den Erreger bereits beinhalten (siehe Tabelle, z. B. B37.81), bei anderen Erkrankungen muss dies über einen Sekundärkode erfolgen (siehe Tabelle, z. B. B25.80†).

B37.81	Candida-Ösophagitis
B37.0	Candida-Stomatitis
B25.80†	Infektion des Verdauungstraktes durch Zytomegalieviren
K23.8*	Krankheiten des Ösophagus bei sonstigen anderenorts klassifizierten Krankheiten

Soll das Vorliegen einer Ösophagusblutung angegeben werden, ist eine zusätzliche Schlüsselnummer (K22.81) zu benutzen.

3.3.1.1 Gastroösophageale Refluxerkrankung

Die gastroösophageale Refluxerkrankung ist die heute häufigste organische Oberbaucherkrankung, sie ist häufig mit dem Symptom „Sodbrennen" verbunden. Als „Refluxkrankheit" wird dabei ein belästigendes, die Lebensqualität beeinträchtigendes Beschwerdebild verstanden. Oft ist eine Hiatushernie mit der Erkrankung vergesellschaftet.

K21.0	Gastroösophageale Refluxkrankheit mit Ösophagitis
K21.9	Gastroösophageale Refluxkrankheit ohne Ösophagitis
K44.9	Hernia diaphragmatica ohne Einklemmung und ohne Gangrän

Sollen Blutungen aus der Speiseröhre – auch auf Grundlage von entzündlichen Erkrankungen – kodiert werden, ist eine zusätzliche Schlüsselnummer (K22.81) zu benutzen (siehe Kap. 3.8.1.1).

3.3.1.2 Barrett-Ösophagus

Bei einem kleinen Teil (ca. 10 %) der Patient*innen mit einer Refluxerkrankung bildet sich in der unteren Speiseröhre von der Mündung in den Magen nach oralseitig eine metaplastische Schleimhaut aus, d. h. die Schleimhaut verändert ihre Zusammensetzung und aus dem normalerweise vorliegenden Plattenepithel entsteht eine intestinale Schleimhaut mit Becherzellen, wie sie sonst vergleichbar im Darm vorkommt. Diese Metaplasie bezeichnet man als Barrett-Ösophagus. Eine solche Veränderung geht mit einem erhöhten Risiko für die Entwicklung eines Malignoms (Adenokarzinom) einher, abhängig vom Zeitverlauf und weiteren Risikofaktoren.

Es stehen folgende ICD-Kodes zur Verfügung, je nachdem ob bereits eine bösartige Umwandlung stattgefunden hat:

K22.7	Barrett-Ösophagus
D00.1	Carcinoma in situ: Ösophagus
C15.2	Bösartige Neubildung: Abdominaler Ösophagus

3.3.1.3 Ösophagusstriktur

K22.2	Ösophagusverschluss {Striktur/Stenose Ösophagus}
K91.84	Strikturen nach endoskopischen Eingriffen und Operationen am Verdauungstrakt

Eine Striktur des Ösophagus wird mit K22.2 kodiert. Ist die Striktur durch eine frühere endoskopische Therapie entstanden, ist der Kode K91.84 zusätzlich anzugeben.

Kommt es im Rahmen einer floriden Refluxösophagitis zu einer sekundären peptischen Ösophagusstriktur, d. h. eine entzündlich bedingte Verengung (Stenose) der Speiseröhre, sind folgende beiden Kodes zu verschlüsseln:

K21.0	Gastroösophageale Refluxkrankheit mit Ösophagitis
K22.2	Ösophagusverschluss {Striktur/Stenose Ösophagus}

Wird der Patient hingegen ausschließlich zur Behandlung einer Ösophagusstenose bei Refluxösophagitis aufgenommen, so ist K22.2 als Hauptdiagnose zu kodieren:

HD: K22.2	Ösophagusverschluss {Striktur/Stenose Ösophagus}
ND: K21.0	Gastroösophageale Refluxkrankheit mit Ösophagitis

Tritt eine radiogene Ösophagitis auf, d. h. eine Entzündung der Speiseröhre hat sich infolge einer Strahlentherapie ausgebildet, so ist sie mit K20.1 *Radiogene Ösophagitis* zu kodieren. Auf dem Boden dieser Entzündung kann sich eine Striktur entwickeln, die dann als Postradiogene Stenose des Ösophagus bezeichnet wird. Hier kommt es dann zu unterschiedlicher Kombination der Kodes, je nachdem welcher Aspekt der Behandlung vorherrscht.

Beispiel 1

Ein Patient mit einer Dysphagie, die sich im Rahmen der Behandlung als Ösophaguskarzinom mit Stenose diagnostizieren lässt, wird untersucht und behandelt:

HD: C15.- Bösartige Neubildung des Ösophagus
ND: K22.2 Ösophagusverschluss {Striktur/Stenose Ösophagus}

Beispiel 2

Bei dem Patienten ist im weiteren Verlauf eine Strahlentherapie durchgeführt worden und in deren Folge hat sich eine Stenose als Bestrahlungsfolge ausgebildet. Hier ist ein spezifischer Code verfügbar, so dass der Code T66 *Nicht näher bezeichnete Schäden durch Strahlung* nicht anzugeben ist und mit einem entsprechenden Exklusivum belegt ist:

C15.- Bösartige Neubildung des Ösophagus
K22.2 Ösophagusverschluss {Striktur/Stenose Ösophagus}
K20.1 Radiogene Ösophagitis
K91.88 Sonstige Krankheiten des Verdauungssystems nach medizinischen Maßnahmen, anderenorts nicht klassifiziert

Beispiel 3

Wenn bei einer Patientin nun die Therapie der Stenose im Vordergrund der Behandlung steht, etwa weil eine endoskopische Dilatation durchgeführt wird und dies im Zentrum der Behandlung steht, ist die Striktur als Hauptdiagnose zu bezeichnen, der zugrunde liegende Tumor ist dann die Nebendiagnose. Im folgenden Beispiel wird eine selbstexpandierende Metallprothese (SEMS) eingesetzt, vgl. Kapitel 4.2.2.6:

HD: K22.2 Ösophagusverschluss {Striktur/Stenose Ösophagus}
ND: C15.- Bösartige Neubildung des Ösophagus
ND: K20.1 Radiogene Ösophagitis
ND: K91.88 Sonstige Krankheiten des Verdauungssystems nach medizinischen Maßnahmen, anderenorts nicht klassifiziert

5-429.j1 Andere Operationen am Ösophagus: Maßnahmen bei selbstexpandierender Prothese: Einlegen oder Wechsel, endoskopisch, eine Prothese ohne Antirefluxventil

Als therapeutische Maßnahme kann aber auch die endoskopische Ballondilatation bzw. die Bougierung erfolgen, vgl. Kapitel 4.2.2.5 (Dilatation und Bougierung).

Eine besonders innovative Therapieoption kann bei komplettem, benignem Ösophagusverschluss eingesetzt werden, wenn bei einem Patienten zugleich ein perkutaner Zugang zum Magen mittels PEG-Sonde vorliegt. In diesem Fall kann eine Stenose durch Einsatz zweier Endoskope, von denen eines von oral eingeführt wird und das andere durch den PEG-Sonden Zugangstrakt (nach Entfernung der PEG-Sonde) in den Magen gebracht und von dort in den Ösophagus bis zur Verschlussstelle geführt wird, vgl. Kapitel 4.2.2.9 (Ante-retrograde endoskopische Rekonstruktion).

3.3.2 Funktionelle Erkrankungen

Funktionsstörungen der Speiseröhre beeinträchtigen die Transportfunktion der Nahrung und können auch unabhängig von der Nahrungsaufnahme Beschwerden verursachen. Dabei kann die motorische Aktivität des Ösophagus einerseits erhöht sein (diffuser Ösophagusspasmus, Nussknacker-Ösophagus), aber auch vermindert wie bei der Achalasie, bei der sich der Schließmuskel am Übergang zum Magen nicht oder nicht ausreichend öffnet.

K22.0 Achalasie der Kardia {Kardiaspasmus}

K22.4 Dyskinesie des Ösophagus {Inkl.: diffuse Ösophagusspasmen, Korkenzieherspeiseröhre, Speiseröhrenkrampf}

Wird die Achalasie endoskopisch behandelt, so besteht die Option einer pneumatischen Ballondilatation (5-429.5 *Sprengung der Kardia (transluminal)*), der Injektion mit Botulinumtoxin in den verkrampften Schließmuskel (5-429.e *Endoskopische Injektion*), oder einer Therapie mittels peroraler endoskopischen Myotomie (POEM), vgl. Kapitel 4.2.2.10.

3.3.3 Anatomische Veränderungen und andere Erkrankungen

3.3.3.1 Zenker-Divertikel

Beim Zenker-Divertikel handelt es sich um ein Pulsionsdivertikel des Hypopharynx (Schlund), das zu einer Schluckstörung führt, die im Verlauf zunimmt und dann zur Gewichtsabnahme führen kann. Etwa 70 % der Ösophagusdivertikel sind Zenker-Divertikel. Eine Therapieoption besteht u. a. in der endoskopischen Schwellendurchtrennung (endoskopische Mukomyotomie), die mit einem endoskopischen elektrochirurgischen Messer (z. B. Nadelmesser, ESD-Messer) durchgeführt werden kann, vgl. 4.2.2.11 Zenkerdivertikel.

K22.5 Divertikel des Ösophagus, erworben

3.3.3.2 Fremdkörper

Im Ösophagus retinierte Fremdkörper können in der Regel endoskopisch entfernt werden. Hierbei ist zu beachten, dass bei Erwachsenen eine Ursache für die Retention gesucht werden sollte, etwa eine eosinophile Ösophagitis, eine Ösophagusstriktur oder eine Tumorerkrankung beachtet werden muss und gegebenenfalls kodiert werden kann.

Als „Fremdkörper“ kann auch ein Fleischstück oder sonstige Nahrungsteile gemeint sein kann, die zu einer Bolusobstruktion geführt haben.

Der Bolus ist als HD zu kodieren, wenn der Patient nur wegen des Bolus kommt und dieser entsprechend behandelt wird; die

Begleiterkrankung (z. B. eine eosinophile Ösophagitis oder anderes) ist dann die ND.

Beispiel 1

Ein Patient kommt mit einer Bolusobstruktion und eine endoskopische Entfernung des Bolus kann die Dysphagie beheben, eine eosinophile Ösophagitis ist langjährig bekannt:

HD: T18.1	Fremdkörper im Ösophagus
ND: K20.0	Eosinophile Ösophagitis
8-100.8	Fremdkörperentfernung durch Endoskopie, durch Ösophagogastroduodenoskopie
(8-100.6	Fremdkörperentfernung durch Endoskopie: Durch Ösophagoskopie mit flexiblem Instrument)

In der Regel wird im Rahmen der Therapie eine komplette ÖGD durchgeführt (Prozedurenkode 8-100.8); falls nur der Ösophagus endoskopisch eingesehen wird, kann die 8-100.6 korrekt kodiert werden.

Wenn die zugrunde liegende Erkrankung erst durch die Entnahme von Biopsien neu diagnostiziert wird und die Diagnose eosinophile Ösophagitis neu gestellt wird, dann ist die Eosinophile Ösophagitis die HD und die T18.1 als ND zu betrachten.

Beispiel 2

HD: K20.0	Eosinophile Ösophagitis
ND: T18.1	Fremdkörper im Ösophagus
8-100.8	Fremdkörperentfernung durch Endoskopie, durch Ösophagogastroduodenoskopie
1-440.a	Endoskopische Biopsie an oberem Verdauungstrakt, Gallengängen und Pankreas: 1 bis 5 Biopsien am oberen Verdauungstrakt

3.3.3.3 Ösophagusfistel

Die Ösophagusfistel ist mit K22.80 *Ösophagusfistel* zu kodieren. Liegt eine ösophagotracheale Fistel vor, ist J86.0 *Pyothorax mit Fistel* [Ösophagotracheale Fistel] zu verwenden.

Eine möglicherweise vorliegende Grunderkrankung wird zusätzlich angegeben, z. B. bei neoplastisch bedingter Ösophagusfistel:

HD: K22.80 Ösophagusfistel
ND: C15.1 Bösartige Neubildung des Ösophagus, Thorakaler Ösophagus

Eine Ösophagusfistel bei M. Crohn kann wie folgt kodiert werden:

HD: K22.80 Ösophagusfistel
ND: K50.81 Crohn-Krankheit der Speiseröhre

Eine ösophagotracheale Fistel bei Tuberkulose kann wie folgt kodiert werden; zum Kreuz-Symbol (†) und Stern-Symbol (*), (siehe Kapitel 3.1):

HD: J86.0 Pyothorax mit Fistel {Ösophagotracheale Fistel}
ND: A18.8† Tuberkulose sonstiger näher bezeichneter Organe {Ösophagus}
ND: K23.0* Tuberkulose des Ösophagus

3.3.4 Neubildung

Bösartige Neubildung des Ösophagus werden mit C15.- kodiert. Es stehen zwei Subklassifikationen stehen zur Auswahl:

.0-.2 nach der anatomischen Bezeichnung
.3-.5 nach dem Drittel

Es wird absichtlich von dem Grundsatz abgewichen, dass die Kategorien einander ausschließen sollten, da beide Einteilungen verwendet werden, die daraus resultierenden anatomischen Unterteilungen jedoch nicht übereinstimmen.

C15.0	Bösartige Neubildung: Zervikaler Ösophagus
C15.1	Bösartige Neubildung: Thorakaler Ösophagus
C15.2	Bösartige Neubildung: Abdominaler Ösophagus
C15.3	Bösartige Neubildung: Ösophagus, oberes Drittel
C15.4	Bösartige Neubildung: Ösophagus, mittleres Drittel
C15.5	Bösartige Neubildung: Ösophagus, unteres Drittel
C15.8	Bösartige Neubildung: Ösophagus, mehrere Teilbereiche überlappend

Selten vorkommende Metastasen von Tumoren anderer Organe in den Ösophagus können nicht spezifisch, sondern lediglich unspezifisch mit folgendem Kode kodiert werden: C78.8 *Sekundäre bösartige Neubildung sonstiger und nicht näher bezeichneter Verdauungsorgane*. Eine Infiltration des Ösophagus beispielsweise durch ein Bronchialkarzinom wird nicht als Metastase verschlüsselt, sondern mit dem Kode für den Primärtumor.

3.3.5 Blutungen

Sollen Blutungen aus der Speiseröhre – auch auf Grundlage von beispielsweise entzündlichen Erkrankungen – kodiert werden, ist die zusätzliche Schlüsselnummer K22.81 *Ösophagusblutung* zu benutzen.

Beispiel 1

Blutung bei Mallory-Weiss-Syndrom

K22.6	Mallory-Weiss-Syndrom {Schleimhautrisse in der Kardiaregion mit Hämorrhagie}
K22.81	Ösophagusblutung

Das Inklusivum beim Kode K22.6 „Schleimhautrisse in der Kardiaregion mit Hämorrhagie" ist kein eingrenzendes Inklusivum, sondern erwähnt eine Entität, die auch mit K22.6 zu kodieren ist. Da allerdings nicht jedes Mallory-Weiss-Syndrom mit einer Blutung einhergeht, ist der Kode K22.81 zusätzlich zu kodieren, um eine Blutung zum Ausdruck zu bringen.

Die Ösophagus- und/oder Magenvarizenblutung bei bekannter Lebererkrankung ist über eine Kreuz-Stern-Diagnosekombination zu kodieren.

Der Kode I85.0 *Ösophagusvarizen mit Blutung* ist nicht zu verwenden, sondern die I98.3* (siehe Kapitel 3.8.1.2).

Weitere Ausführungen zur gastrointestinalen Blutung finden sich in Kapitel 3.8.1.

3.4 Erkrankungen des Magens

Die Erkrankungen des Magens finden sich im ICD-Verzeichnis unter den Kodes K31, K29, K25 oder auch in Q40.0-.3, bösartige Neubildungen des Magens unter C16.

3.4.1 Entzündliche Erkrankungen des Magens und des Duodenums

Das Magengeschwür (Ulcus ventriculi), Zwölffingerdarmgeschwüre (Ulcus duodeni) und die Magenschleimhautentzündung (Gastritis) sind häufige Erkrankungen, für die folgende Kodes zur Verfügung stehen:

K25.-	Ulcus ventriculi
K26.-	Ulcus duodeni
K27.-	Ulcus pepticum, Lokalisation nicht näher bezeichnet
K28.-	Ulcus pepticum jejuni
K29.-	Gastritis und Duodenitis

Liegt ein gastrales Ulkus bei Gastritis vor, so ist wie folgt zu kodieren (DKR 1103):

K25.- *Ulcus ventriculi*

vor

K29.- *Gastritis und Duodenitis*

Die Helicobacter pylori-Infektion äußert sich meist in einer chronischen Gastritis, Komplikationen können dann eine Ulkuskrankheit sein; so ist die Mehrzahl aller Duodenalulzera als Folgekrankheit der Helicobacter-Infektion anzusehen. Diesem Sachverhalt wird durch eine kombinierte Kodierung Rechnung getragen:

K29.5	Chronische Gastritis, nicht näher bezeichnet
B98.0!	Helicobacter pylori [H. pylori] als Ursache von Krankheiten, die in anderen Kapiteln klassifiziert sind

K26.3	Ulcus duodeni: Akut, ohne Blutung oder Perforation
B98.0!	Helicobacter pylori [H. pylori] als Ursache von Krankheiten, die in anderen Kapiteln klassifiziert sind

Der Kode B98.0! kann auch bei K29.7 *Gastritis, nicht näher bezeichnet* als Sekundärkode verwendet werden.

3.4.2 Anatomische Veränderungen und andere Erkrankungen

Für diese Erkrankungen stehen folgende Kodes, die ab der ICD-Version 2022 weiter ausdifferenziert wurden, zur Verfügung:

K31.0	Akute Magendilatation
K31.10	Hypertrophische Pylorusstenose beim Erwachsenen
K31.11	Entzündliche Pylorusstenose beim Erwachsenen
K31.12	Pylorusstenose beim Erwachsenen durch Kompression und Infiltration {Pylorusstenose beim Erwachsenen durch Neubildungen am Magen, Duodenum und Pankreas}
K31.2	Sanduhrförmige Striktur und Stenose des Magens
K31.3	Pylorospasmus, anderenorts nicht klassifiziert
K31.4	Magendivertikel
K31.6	Fistel des Magens und des Duodenums
K31.88	Sonstige näher bezeichnete Krankheiten des Magens und des Duodenums

K91.1 Syndrome des operierten Magens
T18.2 Fremdkörper im Magen

3.4.3 Neubildungen

Neubildungen oder Neoplasien des Magens können in frühe Neoplasien, die noch nicht bösartig sind, und bösartige Neoplasien unterschieden werden. Frühe Neoplasien werden mit folgenden Kodes verschlüsselt:

D13.1 Gutartige Neubildung: Magen
D00.2 Carcinoma in situ: Magen
K31.7 Polyp des Magens und des Duodenums {Inkl.: Hyperplastischer Polyp, Exkl.: Adenomatöser Polyp des Magens (D13.1), Exkl.: Adenomatöser Polyp des Duodenums (D13.2)}

Die bösartigen Neubildungen des Magens folgen der anatomischen Zuordnung in vier histologisch und funktionell unterschiedlichen Abschnitten. Man unterscheidet: die Kardia, in die die Speiseröhre einmündet; der Fundus, der großkurvaturseitig neben der Kardia gelegene und nach oben gewölbte Abschnitt; das Korpus, der dem zentral gelegenen Magenkörper entspricht und den Hauptteil des Organs ausmacht; zuletzt der Endteil des Magens mit dem Antrum pyloricum, dem Canalis pyloricus („Pars praepylorica“) und dem Pylorus, dem sogenannten Magenpförtner (Schließmuskel des Magens), der die Barriere in den Zwölffingerdarm darstellt.

Am Speiseröhrenausgang und Mageneingang unterscheidet man bei den sogenannten AEG-Tumoren (Adenokarzinom des ösophago-gastralen Übergangs) je nach Lokalisation drei verschiedene Typen:

- AEG I: Adenokarzinom des distalen Ösophagus (Tumorzentrum zwischen 1 und 5 cm oberhalb der Z-Linie) (syn. Barrettkarzinom, siehe Kapitel 3.3.1.2)

- AEG II: Kardiakarzinom im eigentlichen Sinne (Tumorzentrum 1 cm oral bis 2 cm aboral der Z-Linie)
- AEG III: subkardiales Magenkarzinom (Tumorzentrum zwischen 2 und 5 cm aboral der Z-Linie); hier ist die Abgrenzung zum subkardialen, eigentlichen Magenkarzinom zu treffen.

Diese Einteilung beruht auf der Lagebeziehung des Zentrums bzw. des Hauptteils der Tumorerkrankung zum gastroösophagealen Übergang hin. Die Ausdifferenzierung findet sich im ICD-Verzeichnis jedoch nur bedingt bzw. implizit wieder: der AEG I – Tumor befindet sich im Bereich der Speiseröhre und sollte als C15.2 *Bösartige Neubildung: Abdominaler Ösophagus* bzw. C15.5 2 *Bösartige Neubildung: Ösophagus, unteres Drittel* (siehe auch Kapitel 3.3.4) kodiert werden, der AEG II – Tumor bezeichnet das eigentliche Kardiakarzinom und findet sich daher unter der C16.0 *Bösartige Neubildung: Kardia*, während der AEG III – Tumor je nach Wachstumsmuster eher als Karzinom des Fundus ventriculi (C16.1 *Bösartige Neubildung: Fundus ventriculi*) oder Corpus ventriculi (*Bösartige Neubildung: Corpus ventriculi*) angesehen werden muss.

Die Zuordnung der übrigen Magenkarzinome orientiert sich wie üblich an der Lokalisation der Tumorerkrankung:

C16.0	Bösartige Neubildung: Kardia
C16.1	Bösartige Neubildung: Fundus ventriculi
C16.2	Bösartige Neubildung: Corpus ventriculi
C16.3	Bösartige Neubildung: Antrum pyloricum
C16.4	Bösartige Neubildung: Pylorus
C16.5	Bösartige Neubildung: Kleine Kurvatur des Magens, nicht näher bezeichnet {Kleine Kurvatur des Magens, nicht unter C16.1-C16.4 klassifizierbar}
C16.6	Bösartige Neubildung: Große Kurvatur des Magens, nicht näher bezeichnet
C16.8	Bösartige Neubildung: Magen, mehrere Teilbereiche überlappend

Selten vorkommende Metastasen von Tumoren anderer Organe in den Magen können nicht spezifisch, sondern lediglich unspezifisch mit dem Kode C78.8 *Sekundäre bösartige Neubildung sonstiger und nicht näher bezeichneter Verdauungsorgane* kodiert werden.

3.4.4 Blutungen

Für die Blutungen aus Läsionen des Magens existieren einige spezifische Kodes, die die Blutung bereits beinhalten:

K29.0	Akute hämorrhagische Gastritis
K25.0	Ulcus ventriculi: Akut, mit Blutung
K25.2	Ulcus ventriculi: Akut, mit Blutung und Perforation
K25.4	Ulcus ventriculi: Chronisch oder nicht näher bezeichnet, mit Blutung
K25.6	Ulcus ventriculi: Chronisch oder nicht näher bezeichnet, mit Blutung und Perforation

Bei anderen Blutungsquellen müssen die Blutungsmanifestationen zusätzlich angegeben werden. Detaillierte Ausführungen zur gastrointestinalen Blutung finden sich im übergreifenden Kapitel 3.8.1.

3.5 Erkrankungen des Dünn- und Dickdarmes

3.5.1 Neoplasien des Dickdarms

3.5.1.1 Allgemein

Neoplasien des Dickdarms werden je nach Lokalisation und Dignität (entsprechend des histopathologischen Befundes bzw. gemäß modifizierter Wien-Klassifikation) kodiert. Mit Neoplasie werden alle histologischen Typen bezeichnet, d. h. gut- und als auch bösartige Darmwandveränderungen. Der Begriff „Polyp" bezeichnet die Form einer Veränderung, „Adenom" den histologischen Befund.

Modifizierte Wien-Klassifikation der gastrointestinalen epithelialen Neoplasien: (Stolte, M. 2001. Die neue „Wien-Klassifikation der epithelialen Neoplasien des Gastrointestinaltrakts". Pathologe 22, 4-12)		**Vorgeschlagene Kodierung für das Kolon**
Kategorie 1	Keine Neoplasie/ hyperplastischer Polyp	K63.5
Kategorie 2	„Indefinite" für Neoplasie	D12.-
Kategorie 3	Geringgradige Neoplasie der Schleimhaut (Adenom mit Low-grade-Dysplasie)	D12.-
Kategorie 4	Hochgradige Neoplasie der Schleimhaut intraepithelial:	
4.1	Adenom mit schwerer Dysplasie (High-grade)	D12.-
4.2	Carcinoma in situ	D01.-
4.3 4.4	Verdacht auf ein invasives Karzinom intramukosales Karzinom	C18.-C21.-
Kategorie 5	Submukosales invasives Karzinom [Karzinom mit Invasion der Submukosa, d. h. Durchbrechen der Lamina muscularis mucosae; Frühkarzinom: T1; fortgeschrittene Karzinome >T1]	C18.-C21.-

Hyperplastische Polypen (Wien Kategorie 1) werden mit K63.5 *Polyp des Kolons* kodiert.

Histologisch mit Wien-Kategorie 2 klassifizierte Adenome sowie Adenome mit geringgradigen Neoplasien der Kategorie 3 werden mit ICD-Kodes aus dem Kapitel D12.- *Gutartige Neubil-*

dung des Kolons, des Rektums, des Analkanals und des Anus entsprechend der Lokalisation im jeweiligen Dickdarmabschnitt abgebildet.

Die histopathologischen Befunde der Kategorie 4 der modifizierten Wien-Klassifikation können eine Herausforderung für die Kodierung sein. Die Abgrenzung zur Kategorie 5 besteht im Durchbrechen der Lamina muscularis mucosae, eine schmale Muskelfaserschicht unterhalb der Schleimhaut (Epithel/Mukosa). Erst unterhalb dieser Schicht kommen Lymphgefäße vor, so dass erst in dieser Kategorie 5 eine Metastasierung des Tumors eintritt. DGVS S3-Leitlinie „Kolorektales Karzinom" (2019) definiert daher, dass Karzinome erst ab dieser Kategorie vorliegen. Nach allgemeiner pathologischer Auffassung ist aber bereits ab Kategorie 4.3 die Definition einer bösartigen Neubildung erfüllt.

Aufbau der Wandschichten im Gastrointestinaltrakt

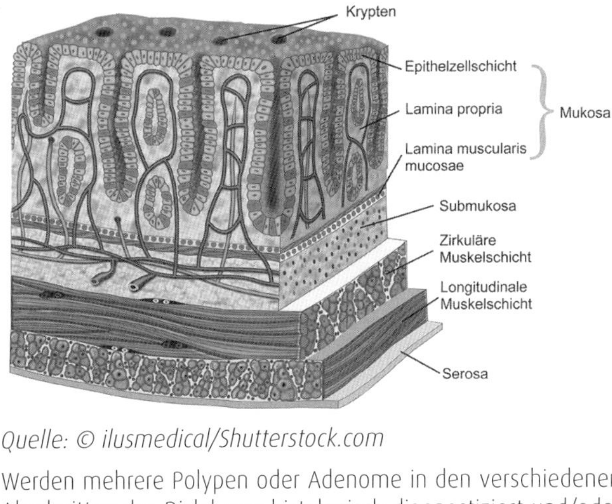

Quelle: © ilusmedical/Shutterstock.com

Werden mehrere Polypen oder Adenome in den verschiedenen Abschnitten des Dickdarms histologisch diagnostiziert und/oder entfernt, sind diese einzeln je nach Lokalisation mit den entsprechenden ICD-Kodes zu kodieren (siehe Beispiel). Der ICD-Kode D12.6 *Gutartige Neubildung: Kolon, nicht näher bezeichnet* ist in dieser Konstellation nicht zu empfehlen. Im ICD-Verzeichnis sind unter D12.6 Beispiele wie eine Adenomatose oder hereditäre Polyposis coli aufgeführt. Diese Erkrankungen sind eigenständige, genetisch definierte Krankheitsbilder, welche nicht per se mit dem Vorkommen von mehreren Polypen im Dickdarm gleichzusetzen sind. Bezüglich der Kodierung der Polyposis coli ist auf ein separates Kapitel zu verweisen (siehe Kapitel 3.5.1.2 „Familiäre adenomatöse Polyposis").

Bei der Kodierung der Prozedur *Polypektomie* (OPS) wird zwischen einer Polypektomie im Dünn- oder im Dickdarm unterschieden. Die Histologie der Polypen spielt bei der Kodierung der Prozedur keine Rolle. Relevant sind bei den OPS allerdings die Anzahl und der Durchmesser der abgetragenen Polypen bzw. Adenome. Das heißt: Der OPS-Kode für die Polypektomie unterscheidet sich in der letzten Stelle nach der Anzahl der abgetragenen Polypen. Zusätzlich ist bei Polypen größer/gleich 2 cm Durchmesser in den OPS der Zusatzkode *Anzahl der Polypen mit mindestens 2 cm Durchmesser* 5-451.b- (Dünndarm) bzw. 5-452.a- (Dickdarm) zusätzlich zur Polypektomie aufzuführen. An der letzten Stelle gibt der Kode die Anzahl der Polypen mit mindestens 2 cm Durchmesser an, welche abgetragen wurden. Dieser Kode ist ein Zusatzkode, welcher <u>zusätzlich</u> zur Polypektomie am Dünndarm (5-451.7-, 5-451.8-, 5-451.c) bzw. am Dickdarm (5-452.6-, 5-452.7-, 5-452.b-) angegeben wird. Aktuell ist dieser Kode noch nicht erlösrelevant, spiegelt jedoch den erheblichen höheren therapeutischen Aufwand der Polypektomie wider.

Beispiel

Koloskopie mit Beurteilung des gesamten Kolons. Das Ileum wird intubiert. Es erfolgt eine Polypektomie mit der Schlinge von je einem Polypen im Colon ascendens, Colon transversum und Colon sigmoideum. Der Polyp im Colon transversum hat einen Durchmesser von 2,5 cm. In der histopathologischen Aufarbeitung entsprechen alle Polypen einem Adenom mit einer intraepithelialen hochgradigen Neoplasie Wien 4.1

D12.3	Gutartige Neubildung: Colon transversum
D12.5	Gutartige Neubildung: Colon sigmoideum
D12.2	Gutartige Neubildung: Colon ascendens
1-650.2	Diagnostische Koloskopie: Total, mit Ileoskopie
5-452.62	Lokale Exzision und Destruktion von erkranktem Gewebe des Dickdarmes: Exzision, endoskopisch, einfach (Push-Technik): Polypektomie von mehr als 2 Polypen mit Schlinge
5-452.a0	Lokale Exzision und Destruktion von erkranktem Gewebe des Dickdarmes: Anzahl der Polypen mit mindestens 2 cm Durchmesser: 1 Polyp

Thermische Maßnahmen wie z. B. eine Elektrokoagulation zur Blutstillung sind Teil der Prozedur *Polypektomie mit Schlinge* und werden nicht durch einen separaten OPS-Kode erfasst.

Hinw.: Die endoskopische Entfernung von Polypen des Darms kann in bestimmten Risikokonstellationen ambulant vorgenommen werden oder die Patient*innen müssen in anderer Konstellation postinterventionell stationär überwacht werden. In diesen Fällen ist es empfehlenswert, vor der Krankenhausaufnahme die Indikationen für die vollstationäre Behandlung sorgfältig zu prüfen, wobei die Kriterien für das Prüfverfahren nach § 17c KHG (G-AEP) eine Hilfe sein können. Zudem muss der postinterventionelle Überwachungsaufwand umfassend dokumentiert werden.

3.5.1.2 Familiäre adenomatöse Polyposis

Die Kodierung der familiären adenomatösen Polyposis erfolgt je nach Familienanamnese. Es wird unterschieden, ob bereits ein Malignom bei Familienangehörigen diagnostiziert wurde oder nicht.

Kodierung ohne bekanntes Malignom in der Familienanamnese:

D12.6 Gutartige Neubildung: Kolon, nicht näher bezeichnet {Adenomatose des Kolons, Dickdarm o. n. A., Polyposis coli (hereditär)}
Z83.7 Krankheiten des Verdauungssystems in der Familienanamnese

Sofern bei den Angehörigen bereits ein Malignom diagnostiziert wurde, ist wie folgt zu kodieren:

D12.6 Gutartige Neubildung: Kolon, nicht näher bezeichnet {Adenomatose des Kolons, Dickdarm o. n. A., Polyposis coli (hereditär)}
Z80.0 Bösartige Neubildung der Verdauungsorgane in der Familienanamnese

3.5.1.3 Peutz-Jeghers-Sydrom

Das Peutz-Jeghers-Syndrom ist eine seltene, genetisch bedingte und autosomal-dominant vererbte gastrointestinale Polypose. Typisch für die Erkrankung sind multiple Polypen im Magen-Darm-Trakt. Dabei handelt es sich histopathologisch nicht um klassische Polypen oder Adenome, sondern um Hamartome, d. h. glatte Muskelzellen mit Drüsengewebe.

Kodierung des Peutz-Jeghers-Syndrom:

Q85.8 Sonstige Phakomatosen, anderenorts nicht klassifiziert

3.5.1.4 Gutartige Neoplasien des Duodenums und tieferen Dünndarms und tieferen Dünndarms

Das Duodenum (Zwölffingerdarm) ist der erste Teil des Dünndarms, es schließen sich Jejunum und Ileum an.

Polypen im Duodenum werden mit K31.7 *Polyp des Magens und des Duodenums* kodiert. Für Polypen im Jejunum und Ileum sind im ICD-Verzeichnis keine spezifischen ICD-Kodes verfügbar.

Für gutartige Adenome des Duodenums als auch Jejunums und Ileums stehen die in der folgenden Tabelle genannten Kodes zur Verfügung.

D13.2	Gutartige Neubildung: Duodenum
D13.3	Gutartige Neubildung: Sonstige und nicht näher bezeichnete Teile des Dünndarmes

Gutartige Adenome im Bereich der Ileozökalklappe können mit D12.0 *Gutartige Neubildung: Zäkum* kodiert werden.

Das Papillenadenom liegt an der Mündungsstelle des (gemeinsamen) Ausführungsgangs von Gallengang und Pankreasgang und es steht der Kode D13.5 *Gutartige Neubildung: Extrahepatische Gallengänge und Gallenblase* zur Verfügung. Für die Papillektomie (= endoskopische Entfernung der Papille) gibt es einen spezifischen OPS-Kode: 5-513.31 *Endoskopische Operationen an den Gallengängen: Papillektomie*.

D13.5	Gutartige Neubildung: Extrahepatische Gallengänge und Gallenblase {Papillenadenom}
5-513.31	Endoskopische Operationen an den Gallengängen: Exzision: Papillektomie

3.5.2 Karzinome des Dünn- und Dickdarms und HNPCC

Für die bösartigen Neubildungen im Dünn- und Dickdarm stehen folgende Kodes zur Verfügung.

C17.-	Bösartige Neubildung des Dünndarmes
C18.-	Bösartige Neubildung des Kolons
C19	Bösartige Neubildung am Rektosigmoid, Übergang
C20	Bösartige Neubildung des Rektums {Inkl.: Ampulla recti}
C21.-	Bösartige Neubildung des Anus und des Analkanals

Bei den Kodes C17.-, C18.- und C21.- wird mit der 4. Stelle die Lokalisation im Bereich des Kolons angegeben.

Ein hereditäres, nicht-polypöses Kolonkarzinom (HNPCC) wird wie folgt kodiert:

C18.-	Bösartige Neubildung des Kolons
Z80.0	Bösartige Neubildung der Verdauungsorgane in der Familienanamnese

3.5.3 Komplikationen während und nach der endoskopischen Polypektomie

Hauptsächliche Komplikationen während und nach der Polypektomie sind Blutungen und Perforationen.

Bei der Perforation sind mehrere klinische Situationen zu unterscheiden: Zum einen die iatrogene Darmperforation durch das Endoskop während der Intervention (= traumatische Verletzung) oder die Perforation während des Abschneidens des Polypen, d. h. die Schlinge hatte alle Wandschichten erfasst und durchtrennt, was aber natürlich nicht intendiert war (= traumatische Verletzung). Eine Perforation kann auch postinterventionell im Verlauf der folgenden Tage sekundär auftreten, also nicht-traumatisch aufgrund großer Wundflächen, insuffizienter Clips u. ä.

Im Falle einer traumatischen Darmperforation stehen folgende Kodes zur Verfügung:

S36.4-	Verletzung des Dünndarmes
S36.5-	Verletzung des Dickdarmes
S36.6	Verletzung des Rektums

Mit der 5.Stelle werden bei den o. g. nicht-endstelligen Kodes die genauere Lokalisation angegeben.

Im Falle einer nichttraumatischen Darmperforation steht folgender Kode zur Verfügung:

K63.1	Perforation des Darmes (nichttraumatisch)

Bei einer stationären Aufnahme aufgrund einer gastrointestinalen Blutung nach einer (z. B. ambulanten) Polypektomie ist wie folgt zu kodieren:

HD: K92.2 Gastrointestinale Blutung, nicht näher bezeichnet
ND: T81.0 Blutung und Hämatom als Komplikation eines Eingriffes, anderenorts nicht klassifiziert

Hinw.: Mit dem ICD-Kode K92.2 aus dem Kapitel XI des ICD-Verzeichnisses (Krankheiten des Verdauungssystems) erfolgt eine genauere und spezifischere Beschreibung der Erkrankung bzw. Problematik (= Definition des Organsystems und Art der Erkrankung), als mit einem T-Kode T81.0 aus Kapitel XIX (Komplikationen bei chirurgischen Eingriffen und medizinischer Behandlung, anderenorts nicht klassifiziert), der zwar in Hinblick auf die Ätiologie spezifisch ist, aber die Erkrankung nicht exakt abbildet. Daher ist K92.2 *Gastrointestinale Blutung, nicht näher bezeichnet* als Hauptdiagnose zu verwenden. T81.0 *Blutung und Hämatom als Komplikation eines Eingriffes, anderenorts nicht klassifiziert* kann zur ergänzenden Beschreibung der Problematik als Nebendiagnose kodiert werden.

Erfolgte die Wiederaufnahme nach einer Polypektomie aufgrund einer postinterventionellen Blutung in dasselbe Krankenhaus, müssen die Kriterien der Fallzusammenführung geprüft und angewendet werden.

3.5.4 Intestinale Malabsorption

In der ICD-10-GM sind in der Rubrik Sonstige Krankheiten des Verdauungssystems unter K90.- *Intestinale Malabsorption* die Zöliakie (einheimische Sprue) sowie die Tropische Sprue zu finden. Der M. Whipple kann mit K90.8 *Sonstige intestinale Malabsorption* kodiert werden. Eine beim M. Whipple bestehende Arthropathie wird mit dem Sekundärkode M14.8-* *Arthropathien bei sonstigen näher bezeichneten, anderenorts klassifizierten Krankheiten* verschlüsselt.

K90.0 Zöliakie {Gluten-sensitive Enteropathie}

K90.1	Tropische Sprue
K90.8	Sonstige intestinale Malabsorption {Whipple-Krankheit†}
M14.8*	Arthropathien bei sonstigen näher bezeichneten, anderenorts klassifizierten Krankheiten

Malabsorption infolge von chirurgischen Eingriffen, wie z. B. das Kurzdarmsyndrom nach ausgedehnter Dünndarmresektion, kann mit dem Kode K91.2 *Malabsorption nach chirurgischem Eingriff, anderenorts nicht klassifiziert* abgebildet werden. Ebenfalls sind unter K91.8- Insuffizienzen von Anastomosen und Nähten nach Operationen am Verdauungstrakt aufzufinden.

3.5.5 Akut entzündliche Erkrankungen

3.5.5.1 Divertikelkrankheit

Als Divertikel werden Ausstülpungen der Darmwand bezeichnet, die im Begriff der sogenannten Divertikulose zusammengefasst werden, wenn sie keine Symptome verursachen. Symptomatisch wird die Erkrankung in der Regel erst, wenn es zur Entzündung oder einem Abszess (Divertikulitis) oder einer Blutung (Divertikelblutung) kommt. Eine schwerwiegende Komplikation der Divertikulitis ist die offene Darmperforation.

Divertikel können im gesamten Darm entstehen. Daher gibt es Kodes sowohl für den Dünn- als auch den Dickdarm sowie in Kombination beider Darmabschnitte.

Im ICD-Verzeichnis wird einerseits zwischen der Divertikulose und andererseits der Divertikulitis, d. h. der Entzündung der Divertikel unterschieden. Weiterhin wird bei Vorliegen einer Divertikulitis unterteilt, ob eine Perforation und ein Abszess bestehen oder nicht (4. Stelle des Kodes). Darüber hinaus wird in der 5. Stelle differenziert, ob die Divertikelkrankheit mit Blutung oder ohne Blutung besteht.

Zum stationären Aufenthalt führt meist die Divertikulitis, weshalb die folgende Tabelle exemplarisch einige wichtige Kodes der Divertikulitis zeigt.

Divertikulitis des **Dünndarmes**

K57.0-	**Divertikelkrankheit des Dünndarmes mit Perforation und Abszess**
K57.02	Divertikulitis des Dünndarmes mit Perforation und Abszess, ohne Angabe einer Blutung
K57.03	Divertikulitis des Dünndarmes mit Perforation, Abszess und Blutung
K57.1-	**Divertikelkrankheit des Dünndarmes ohne Perforation oder Abszess**
K57.12	Divertikulitis des Dünndarmes ohne Perforation, Abszess oder Angabe einer Blutung
K57.13	Divertikulitis des Dünndarmes ohne Perforation und Abszess, mit Blutung

Divertikulitis des **Dickdarmes**

K57.2-	**Divertikelkrankheit des Dickdarmes mit Perforation und Abszess**
K57.22	Divertikulitis des Dickdarmes mit Perforation und Abszess, ohne Angabe einer Blutung
K57.23	Divertikulitis des Dickdarmes mit Perforation, Abszess und Blutung
K57.3-	**Divertikelkrankheit des Dickdarmes ohne Perforation oder Abszess**
K57.32	Divertikulitis des Dickdarmes ohne Perforation, Abszess oder Angabe einer Blutung
K57.33	Divertikulitis des Dickdarmes ohne Perforation oder Abszess, mit Blutung

Ein Divertikel im Duodenum, das im Bereich der Papilla Vateri ausgebildet ist (= juxtapapilläres Divertikel) erschwert u. U. das Sondieren der Papille, insbesondere dann, wenn die Papille in dem Divertikel liegt. In diesem Fall entsteht in der Regel ein erhöhter Untersuchungsaufwand (z. B. längere Untersuchungszeit aufgrund der erschwerten Sondierung des DHC), sodass die Divertikulose des Dünndarmes in diesem Fall als Nebendiagnose kodiert werden kann.

3.5.5.2 Erkrankungen der Appendix

K35.2	Akute Appendizitis mit generalisierter Peritonitis {akute Appendizitis nach Perforation oder Ruptur}
K35.30	Akute Appendizitis mit lokalisierter Peritonitis ohne Perforation oder Ruptur
K35.31	Akute Appendizitis mit lokalisierter Peritonitis mit Perforation oder Ruptur
K35.32	Akute Appendizitis mit Peritonealabszess
K35.8	Akute Appendizitis, nicht näher bezeichnet
K36	Sonstige Appendizitis
K37	Nicht näher bezeichnete Appendizitis
K38.-	Sonstige Krankheiten der Appendix

3.5.6 Infektiöse Enteritis und Kolitis

3.5.6.1 Bakterielle Darminfektionen

Für die Kodierung einer Gastroenteritis und/oder Kolitis stehen folgende Kodes zur Verfügung:

A04.0	Darminfektion durch enteropathogene Escherichia coli
A04.1	Darminfektion durch enterotoxinbildende Escherichia coli
A04.2	Darminfektion durch enteroinvasive Escherichia coli
A04.3	Darminfektion durch enterohämorrhagische Escherichia coli {EHEC}
A04.4	Sonstige Darminfektionen durch Escherichia coli
A04.5	Enteritis durch Campylobacter
A04.6	Enteritis durch Yersinia enterocolitica
A04.7-	Enterokolitis durch Clostridium difficile

A04.70 Enterokolitis durch Clostridium difficile ohne Megakolon, ohne sonstige Organkomplikationen
A04.71 Enterokolitis durch Clostridium difficile ohne Megakolon, mit sonstigen Organkomplikationen {Benutze (eine) zusätzliche Schlüsselnummer(n), um (eine) infektionsbedingte Organkomplikation(en) anzugeben}
A04.72 Enterokolitis durch Clostridium difficile mit Megakolon, ohne sonstige Organkomplikationen
A04.73 Enterokolitis durch Clostridium difficile mit Megakolon, mit sonstigen Organkomplikationen {Benutze (eine) zusätzliche Schlüsselnummer(n), um (eine) infektionsbedingte Organkomplikation(en) anzugeben}
U69.40! Rekurrente Infektion mit Clostridium difficile
A04.8 Sonstige näher bezeichnete bakterielle Darminfektionen

Bei Rezidiven einer Clostridium difficile Infektion ist gegebenenfalls der Kode U69.40! *Rekurrente Infektion mit Clostridium difficile* nach den Definitionen des RKIs anzugeben.

3.5.6.2 Virusbedingte Darminfektionen

A08.0 Enteritis durch Rotaviren
A08.1 Akute Gastroenteritis durch Norovirus
A08.2 Enteritis durch Adenoviren
A08.3 Enteritis durch sonstige Viren
A08.4 Virusbedingte Darminfektion, nicht näher bezeichnet
A08.5 Sonstige näher bezeichnete Darminfektionen

Unspezifische Kodes

A09.0 Sonstige und nicht näher bezeichnete Gastroenteritis und Kolitis infektiösen Ursprungs {Hinw.: Diese Kategorie ist auch bei sonstiger und nicht näher bezeichneter Gastroenteritis und Kolitis vermutlich infektiösen Ursprungs zu verwenden.}
A09.9 Sonstige und nicht näher bezeichnete Gastroenteritis und Kolitis nicht näher bezeichneten Ursprungs

Wird ein infektiöser Ursprung vermutet, wie es bei den meisten akuten (unter sechs Wochen Dauer) Durchfallerkrankungen der Fall ist, soll auch der Kode A09.0 angewandt werden. Ein Keimnachweis ist hierzu nicht erforderlich.

Lediglich in Fällen, in denen eine infektiöse Ursache ausgeschlossen wurde, ist

K52.- *Sonstige nicht-infektiöse Gastroenteritis und Kolitis*

bzw. die Erkrankung, die als Ursache der Diarrhoe angesehen wird, zu kodieren.

3.5.6.3 Dehydratation bei Gastroenteritis

Bei Aufnahmen zur Behandlung einer Gastroenteritis mit Dehydratation ist die Gastroenteritis als Hauptdiagnose und die Dehydratation E86 *Volumenmangel* als Nebendiagnose anzugeben (DKR 1107). Eine Rehydrierung (i. v.-Gabe von Flüssigkeit) allein ist kein Kriterium für eine Dehydratation, da eine Rehydrierung sowohl zur Behandlung als auch zum Vermeiden einer Dehydratation durchgeführt werden kann. Die Diagnose einer Dehydratation muss klinisch gestellt (und dokumentiert!) werden. Ein möglicherweise begleitendes akutes Nierenversagen ist gegebenenfalls zusätzlich zu kodieren.

3.5.6.4 Isolierung bei Gastroenteritis

Bei manchen infektiösen Gastroenteritiden (z. B. Noro- und Rotaviren) ist eine aufwendige Isolierung erforderlich. In diesem Falle sollte die Komplexbehandlung bei Infektion mit nicht multiresistenten isolationspflichtigen Erregern mit angegeben werden (OPS-Kode 8-98g.-), insofern die vorgegebenen Struktur- und Mindestmerkmale erfüllt sind.

3.5.7 Nichtinfektiöse und chronisch entzündliche Darmerkrankungen

Häufige nichtinfektiöse Enteritiden und Kolitiden sind u. a. die chronisch entzündlichen Darmerkrankungen (M. Crohn, Colitis ulcerosa), die mikroskopische Kolitis sowie Gastroenteritiden als Folge von medizinischen Maßnahmen wie Operationen, Bestrahlungen oder Pharmakotherapie. Ebenfalls kann das Reizdarmsyndrom mit Diarrhoe einhergehen. Für die genannten Entitäten gibt es jeweils die im Folgenden genannten spezifische Kodes.

3.5.7.1 Colitis ulcerosa

Die im klinischen Alltag gängige Klassifikation der Colitis ulcerosa nach Montreal findet sich im ICD-10-GM nur indirekt wieder:

K51.3	Ulzeröse (chronische) Rektosigmoiditis {entspricht Montreal E1}
K51.5	Linksseitige Kolitis {entspricht Montreal E2}
K51.0	Ulzeröse (chronische) Pankolitis {Backwash-Ileitis; entspricht Montreal E3}

Komplikationen der Colitis ulcerosa
Eine mögliche Komplikation der Colitis ulcerosa ist eine durch die immunsuppressive Therapie vermittelte Reaktivierung oder Infektion mit dem Zytomegalie-Virus. Die Erfassung der CMV-Infektionen kann mittels des „Kreuz-Stern-Systems" sehr präzise erfolgen:

B25.80†	Infektion des Verdauungstraktes durch Zytomegalieviren
K93.8*	Krankheiten sonstiger näher bezeichneter Verdauungsorgane bei anderenorts klassifizierten Krankheiten {Gastritis, Duodenitis, Ileitis, Kolitis}
K23.8*	Krankheiten des Ösophagus bei sonstigen anderenorts klassifizierten Krankheiten {Ösophagitis}

Zeichen eines schwerwiegenden Schubs oder anhaltender hochgradig florider Aktivität der Colitis ulcerosa sind Anämien. Insofern blutige Diarrhoen über einen längeren Zeitraum bestanden haben, kommt es häufig zu einem Eisenmangel. Kann die Eisenmangelanämie laborchemisch belegt werden und wurde diese auch behandelt, z. B. durch eine Eisensubstitution oder die Gabe von Erythrozytenkonzentraten, kann die Eisenmangelanämie D50.0 *Eisenmangelanämie nach Blutverlust (chronisch)* als Nebendiagnose kodiert werden. Ein Eisenmangel ohne Anämie kann mit E61.1 *Eisenmangel* kodiert werden, soweit die Nebendiagnosendefinition erfüllt ist.

Eine lebensbedrohliche Komplikation der Colitis ulcerosa ist das toxische Megakolon, welche meist eine chirurgischen Notfall-OP mit Kolektomie erfordert.

K59.3	Megakolon, anderenorts nicht klassifiziert

Bei der Kodierung der Colitis ulcerosa ist an die Erfassung der OPS für Zusatzentgelte oder NUB (= Neue Untersuchungs- und Behandlungsmethoden) bei bestimmten medikamentösen Therapien zu denken, im Falle, dass diese verabreicht wurden.

3.5.7.2 Morbus Crohn

Im ICD-10-GM sind geläufige Klassifikationen des M. Crohn, z. B. nach Vienna oder Montreal, nicht abgebildet. Die Kodierung des M. Crohn im ICD-Verzeichnis richtet sich nach der jeweiligen Lokalisation des M. Crohn. Strikturen oder Stenosen, Fisteln und Abszesse müssen separat durch die Nebendiagnosen kodiert werden. OPS für Zusatzentgelte oder NUB müssen erfasst werden im Falle, dass die entsprechenden medikamentösen Therapien verabreicht wurden.

Im Folgenden werden einige wichtige Diagnosen aufgeführt.

K50.0	Crohn-Krankheit des Dünndarmes
K50.1	Crohn-Krankheit des Dickdarmes
K50.82	Crohn-Krankheit der Speiseröhre und des Magen-Darm-Traktes, mehrere Teilbereiche betreffend

Komplikationen des M. Crohn können sein:

D50.8	Sonstige Eisenmangelanämien
D51.8	Sonstige Vitamin B_{12}-Mangelanämien
D52.8	Sonstige Folsäure-Mangelanämien
D90	Immunkompromittierung nach Bestrahlung, Chemotherapie und sonstigen immunsuppressiven Maßnahmen
E44.-	Energie- und Eiweißmangelernährung mäßigen und leichten Grades
E56.-	Sonstige Vitaminmangelzustände
E60	Alimentärer Zinkmangel
E61.1	Eisenmangel
K12.0	Rezidivierende orale Aphthen
K12.1	Sonstige Formen der Stomatitis {Stomatitis ulcerosa}
K56.-	Paralytischer Ileus und intestinale Obstruktion ohne Hernie
K56.6	Sonstige und nicht näher bezeichnete intestinale Obstruktion {Stenose, Striktur des Dünndarms, Dickdarms}
K60.3	Analfistel {Perianale Fisteln}
K60.4	Rektalfistel
N32.1	Vesikointestinalfistel {Enterovesikale Fistel}
N82.2	Fistel zwischen Vagina und Dünndarm
N82.3	Fistel zwischen Vagina und Dickdarm
N82.4	Sonstige Fisteln zwischen weiblichem Genital- und Darmtrakt
K63.0	Darmabszess
K63.2	Darmfistel {enterokutane Fistel}
K65.-	Peritonitis {auch Abszess bei M. Crohn}
K90.8	Sonstige intestinale Malabsorption [Gallensäureverlustsyndrom]
L52	Erythema nodosum
L88	Pyoderma gangraenosum
M07.4*	Arthritis bei Crohn-Krankheit [Enteritis regionalis]

M80.4-	Arzneimittelinduzierte Osteoporose mit pathologischer Fraktur
M81.4-	Arzneimittelinduzierte Osteoporose
M82.8*	Osteoporose bei sonstigen anderenorts klassifizierten Krankheiten
R64	Kachexie

Abszesse sind separat zu kodieren, im Falle ein Aufwand im Sinne der Kodierrichtlinien bestand (z. B. antiinfektive Therapie, Abszessdrainage). Häufig sind die Abszesse bei der Crohn-Krankheit peritoneal oder retroperitoneal lokalisiert.

Beispiel

Aufnahme aufgrund eines Schubes eines M. Crohn mit Manifestation im Dickdarm. Klinisch Fieber und Bauchschmerzen. Bildgebender Nachweis eines parakolischen, retroperitonealen Abszesses. Sonographisch gesteuerte Einlage einer Abszessdrainage. Durchführung einer antiinfektiven Therapie. Fortführung der immunsuppressiven Therapie mit Infliximab.

K50.1	Crohn-Krankheit: Crohn-Krankheit des Dickdarmes
K65.09	Peritonitis: Sonstige und nicht näher bezeichnete akute Peritonitis
8-148.1	Therapeutische Drainage von anderen Organen und Geweben: Retroperitonealraum
6-001.e4	Infliximab, parenteral: 300 mg bis unter 400 mg

Bei Infektionen im Rahmen einer Immunsuppression (durch Steroide, Immunsuppressiva oder Biologika) kann die D90 *Immunkompromittierung nach Bestrahlung, Chemotherapie und sonstigen immunsuppressiven Maßnahmen* bei Mehraufwand angegeben.

3.5.7.3 Colitis indeterminata

Kann die chronisch entzündliche Darmerkrankung histopathologisch weder der Colitits ulcerosa noch dem M. Crohn zugeordnet werden, spricht man von einer Colitis indeterminata. Eine infektiöse Genese der Colitis muss ausgeschlossen sein. Die Colitis indeterminata ist unter K52.3- zu finden.

K52.30	Pancolitis indeterminata
K52.31	Linksseitige Colitis indeterminata
K52.32	Colitis indeterminata des Rektosigmoids
K52.38	Sonstige Colitis indeterminata

3.5.7.4 Reizdarmsyndrom

Folgende ICD-Kodes stehen zur differenzierten Kodierung des Reizdarmsyndroms zur Verfügung.

K58.1	Reizdarmsyndrom, Diarrhoe-prädominant [RDS-D]
K58.2	Reizdarmsyndrom, Obstipations-prädominant [RDS-O]
K58.3	Reizdarmsyndrom mit wechselnden (gemischten) Stuhlgewohnheiten [RDS-M]
K58.8	Sonstiges und nicht näher bezeichnetes Reizdarmsyndrom

3.5.7.5 Sonstige nichtinfektiöse Gastroenteritis und Kolitis

Wurde eine infektiöse Genese der Gastroenteritis ausgeschlossen und besteht der Verdacht auf eine nichtinfektiöse Gastroenteritis bzw. Kolitis, deren Ursache nicht bekannt ist, steht der Kode K52.9 *Nichtinfektiöse Gastroenteritis und Kolitis, nicht näher bezeichnet* zur Verfügung. Wird allerdings von einer Infektion ausgegangen – z. B. im Falle, dass Fieber besteht und/oder auch andere im selben Haushalt lebende Personen von Diarrhoe betroffen sind – und lediglich der Erregernachweis nicht gelungen ist, ist der Kode A09.0 *Sonstige und nicht näher bezeichnete Gastroenteritis und Kolitis infektiösen Ursprungs* zu kodieren.

Die mikroskopische und lymphozytäre Kolitis ist mit dem Kode K52.8 *Sonstige näher bezeichnete nichtinfektiöse Gastroenteritis und Kolitis* zu kodieren.

Kommt es zu einer Kolitis infolge einer Bestrahlung, wird der Kode K52.0 *Gastroenteritis und Kolitis durch Strahleneinwirkung* verwendet. Für die Proktitis steht K62.7 *Strahlenproktitis* zur Verfügung.

3.5.8 Gefäßkrankheiten

3.5.8.1 Darmischämie

Sowohl der Darminfarkt (arterielle Genese) als auch Embolien und Thrombosen der Mesenterialvenen werden mit K55.- *Gefäßkrankheiten des Darmes* kodiert. An der zweiten Stelle des Kodes wird unterschieden, ob es ich um eine akute oder chronische Ischämie handelt.

3.5.8.2 Angiodysplasien

Angiodysplasien sind muköse oder submuköse Gefäßmissbildungen, welche vermehrt zu gastrointestinalen Blutungen führen können. Kommt es zu relevanten Blutungen, können Angiodysplasien thermisch mittels Argon-Plasma-Koagulation (APC)-Therapie behandelt werden.

Dünndarm

K55.31	Angiodysplasie des Dünndarmes ohne Angabe einer Blutung
K55.32	Angiodysplasie des Dünndarmes mit Blutung

Dickdarm

K55.21	Angiodysplasie des Kolons: Ohne Angabe einer Blutung
K55.22	Angiodysplasie des Kolons: Mit Blutung

Gefäßektasien im Magen, welche häufig im Rahmen einer portalen Hypertension bei Leberzirrhose auftreten, werden als GAVE-Syndrom bezeichnet.

K31.82 Angiodysplasie des Magens und des Duodenums mit Blutung
K31.81 Angiodysplasie des Magens und des Duodenums ohne Angabe einer Blutung

3.5.8.3 Varizen

Auch im Bereich des Darmes kann es bei einer portalen Hypertension zu Varizen kommen. Im Falle einer Blutung von Darmvarizen muss zusätzlich K92.2 *Gastrointestinale Blutung, nicht näher bezeichnet* kodiert werden, da es für diese Varizen mit Blutung – im Gegensatz zu den Ösophagus- und Magenvarizen – keinen spezifischen Kode gibt.

I86.80 Dünndarmvarizen
I86.81 Dickdarmvarizen
I86.82 Rektumvarizen

3.5.9 Sonstige Erkrankungen

3.5.9.1 Funktionelle Darmstörungen/Obstipation

K59.00 Obstipation bei Kolontransitstörung {Slow-Transit-Obstipation}
K59.01 Obstipation bei Stuhlentleerungsstörung {Obstipation bei anorektaler Funktionsstörung, Obstruktives Defäkationssyndrom, Outlet-Obstipation}
K59.02 Medikamentös induzierte Obstipation
K59.09 Sonstige und nicht näher bezeichnete Obstipation

Eine chronisch-intestinale Pseudoobstruktion (CIPO) wird mit der K59.8 *Sonstige näher bezeichnete funktionelle Darmstörungen* kodiert und muss unterschieden werden vom Megakolon, das auch das toxische Megakolon umfasst.

Weitere funktionelle Darmstörungen

K59.8 Sonstige näher bezeichnete funktionelle Darmstörungen {Chronische intestinale Pseudoobstruktion [CIPO], Kolonatonie}

K59.3 Megakolon, anderenorts nicht klassifiziert {Dilatation des Kolons, Idiopathisches Megakolon, Toxisches Megakolon}

{Soll das toxische Agens angegeben werden, ist eine zusätzliche Schlüsselnummer (Kapitel XX) zu benutzen.

Exkl.:
Megakolon (bei): angeboren (aganglionär) (Q43.1)
Megakolon (bei): Chagas-Krankheit (B57.3)
Megakolon (bei): Clostridium difficile (A04.7-)
Megakolon (bei): Hirschsprung-Krankheit (Q43.1)}

3.5.9.2 Zystische Fibrose und Darm-Komplikationen

Zur Kodierung der zystischen Fibrose stehen spezifische Kodes zur Verfügung, welche unter der Kategorie E84.- *Zystische Fibrose* zu finden sind.

E84.1 Zystische Fibrose mit Darmmanifestationen
E84.80 Zystische Fibrose mit Lungen- und Darm-Manifestation
E84.87 Zystische Fibrose mit sonstigen multiplen Manifestationen
E84.88 Zystische Fibrose mit sonstigen Manifestationen

Das distale intestinale Obstruktionssyndrom DIOS ist als Inklusivum beim Kode E84.1 benannt.

Laut DKR 0403 gibt es folgende Besonderheit und Ausnahme bei der Kodierung der Zystischen Fibrose: Erfolgt die stationäre Aufnahme eines Patienten mit Lungen- und Darmmanifestationen speziell zur Behandlung einer Darm-Manifestation oder Komplikation der Darm-Manifestation (z. B. Aufnahme zu einer Operation bei einem distalen intestinalen Obstruktionssyndrom

(DIOS)), ist nicht E84.80 *Zystische Fibrose mit Lungen- und Darm-Manifestation* als Hauptdiagnose zu kodieren, sondern E84.1 *Zystische Fibrose mit Darmmanifestationen* als Hauptdiagnose und E84.0 *Zystische Fibrose mit Lungenmanifestationen* als Nebendiagnose anzugeben

Der Sternkode P75* *Mekoniumileus bei zystischer Fibrose* ist ausschließlich für Feten und Neugeborene bestimmt und bei einem DIOS bei Erwachsenen nicht anzugeben.

3.5.9.3 Immunvermittelte Colitis

Infolge von bestimmten Medikamenten wie z. B. Checkpoint-Inhibitoren kann es zu einer immunvermittelten Colitis kommen. Die Patient*innen werden klinisch mit Durchfällen in hoher Frequenz, ähnlich wie bei einer Colitis ulcerosa auffällig. Die Behandlung erfolgt primär mit Prednisolon oder bei unzureichendem Ansprechen sogar mit TNF-α Inhibitoren.

Eine Kodierung der immunvermittelten Colitis erfolgt mit K52.1 *Toxische Gastroenteritis und Kolitis.* Das Karzinom wird als Nebendiagnose kodiert. TNF-α Inhibitoren sind häufig Zusatzentgelte und werden mit einem OPS-Kode erfasst.

3.6 Erkrankungen der Leber

3.6.1 Allgemein

Die Erkrankungen der Leber werden mit den Kodes K70.- bis K77.- differenziert nach der Ursache bzw. dem Schweregrad der Hepatopathie verschlüsselt.

Lediglich für die Alkoholische Lebererkrankung (K70.-) und die Toxische Leberkrankheit (K71.-) sind Ursache und Ausprägung der Lebererkrankung zusammengefasst (z. B. K70.3 Alkoholische Leberzirrhose). Bei anderen Hepatopathien ist eine korrekte Beschreibung nur über zwei Kodierungen möglich (z. B. Zirrhose auf dem Boden einer chronischen Virushepatitis). Dazu existieren beispielsweise für die Virushepatitiden (B15.- bis B19.-), den M. Wilson (E83.0) und die Hämochromatose (E83.1) jeweils spezifischere Kodes. Zusätzlich sind Komplikationen als Nebendiagnosen zu verschlüsseln.

3.6.2 Alkoholische Lebererkrankung

K70.0	Alkoholische Fettleber
K70.2	Alkoholische Fibrose und Sklerose der Leber
K70.1	Alkoholische Hepatitis
K70.3	Alkoholische Leberzirrhose
K70.4-	Alkoholisches Leberversagen
K70.40	Akutes und subakutes alkoholisches Leberversagen
K70.41	Chronisches alkoholisches Leberversagen
K70.42	Akut-auf-chronisches alkoholisches Leberversagen

3.6.3 Toxische Lebererkrankung

K71.0	Toxische Leberkrankheit mit Cholestase
K71.1	Toxische Leberkrankheit mit Lebernekrose
K71.2	Toxische Leberkrankheit mit akuter Hepatitis
K71.3	Toxische Leberkrankheit mit chronisch-persistierender Hepatitis
K71.4	Toxische Leberkrankheit mit chronischer lobulärer Hepatitis
K71.5	Toxische Leberkrankheit mit chronisch-aktiver Hepatitis
K71.6	Toxische Leberkrankheit mit Hepatitis, anderenorts nicht klassifiziert
K71.7	Toxische Leberkrankheit mit Fibrose und Zirrhose der Leber
K71.80	Toxische veno-okklusive Leberkrankheit
K71.88	Toxische Leberkrankheit mit sonstigen Affektionen der Leber {fokal noduläre Hyperplasie, Lebergranulome, Peliosis hepatis}

3.6.4 Virushepatitis

Die folgende Liste führt die empfohlenen Kodes für die Kodierung der Hepatitis A, B, C, D und E auf.

Die Diagnose einer chronischen Virushepatitis umfasst sowohl Patient*innen, die asymptomatisch sind, als auch Patient*innen, die z. B. an einer Hepatitis bedingten dekompensierten Zirrhose leiden, lange stationäre Aufenthalte aufweisen und/oder teure Interventionen, wie z. B. einen TIPS erhalten.

Wenn eine akute oder chronische Hepatitis die Schwangerschaft, Geburt oder das Puerperium kompliziert, wird der Kode Q 98.4 Virushepatitis, die Schwangerschaft, Geburt und Wochenbett kompliziert zugewiesen, ein Kode aus B16.-/B18.- wird zusätzlich kodiert (DKR 1510).

Die Anamnese einer ausgeheilten Hepatitis kann mit Z86.1 infektiöse oder parasitäre Krankheiten in der Eigenanamnese kodiert werden, soweit die Nebendiagnosendefinition erfüllt ist.

3.6.4.1 Hepatitis A

Liegt eine akute Infektion mit dem Hepatitis-A-Virus vor, so wird kodiert:

B15.0 Virushepatitis A mit Coma hepaticum
B15.9 Virushepatitis A ohne Coma hepaticum

3.6.4.2 Hepatitis B

Liegt eine akute oder chronische Infektion mit dem Hepatitis-B-Virus (ohne Delta- Virus) vor, so wird kodiert:

B16.2 Akute Virushepatitis B ohne Delta-Virus mit Coma hepaticum
B16.9 Akute Virushepatitis B ohne Delta-Virus ohne Coma hepaticum

B18.1- Chronische Virushepatitis B ohne Delta-Virus
B18.11 Chronische Virushepatitis B ohne Delta-Virus, Phase 1
B18.12 Chronische Virushepatitis B ohne Delta-Virus, Phase 2
B18.13 Chronische Virushepatitis B ohne Delta-Virus, Phase 3
B18.14 Chronische Virushepatitis B ohne Delta-Virus, Phase 4

Liegt ein akuter Schub einer vorbestehenden chronischen Hepatitis B vor, sind zwei Kodes in folgender Reihenfolge zu kodieren (DKR D006):

B16.- *Akute Virushepatitis B*
vor
B18.0 *Chronische Virushepatitis B mit Delta-Virus* bzw.
B18.1- *Chronische Virushepatitis B ohne Delta-Virus*

Die aktuelle ICD-Klassifikation differenziert die Phasen der chronischen Virushepatitis B ohne Delta-Virus nach HBeAg-Nachweis, der Entzündungsaktivität und der Virusreplikation. Dabei werden die immuntolerante Phase mit hoher Replikation, HBe-AG-Nachweis und ohne Entzündungsaktivität (Phase 1), die Phase mit hoher Replikation, HBe-AG-Nachweis und Entzündungsaktivität (Phase 2), der HBs-AG-Träger mit niedriger Replikation ohne HBeAG-Nachweis und ohne Entzündungsaktivität (Phase 3) und die reaktivierte Hepatitis B mit hoher Replikation, ohne HBe-AG-Nachweis aber mit Entzündungsaktivität (Phase 4) unterschieden.

Der ICD-Kode Z22.5 *Träger einer Virus Hepatitis* wurde 2019 gestrichen und soll bei Hepatitis B-Patient*innen durch B18.13 *Chronische Virushepatitis B ohne Delta-Virus, Phase 3* ersetzt werden.

3.6.4.3 Hepatitis B und Hepatitis D

Es wird zwischen Co- und Super-Infektion differenziert:

B16.0 Akute Virushepatitis B mit Delta-Virus (Begleitinfektion) und mit Coma hepaticum

B16.1 Akute Virushepatitis B mit Delta-Virus (Begleitinfektion) ohne Coma hepaticum
B18.0 Chronische Virushepatitis B mit Delta-Virus
B17.0 Akute Delta-Virus- (Super-) Infektion eines Hepatitis-B-(Virus-)Trägers

Die jeweilige Phase der chronischen Virushepatitis B ohne Delta-Virus ist anhand des HBeAg-Nachweises, der Entzündungsaktivität und der Virusreplikation definiert, wie im ICD erläutert wird.

Der ICD-Kode Z22.5 *Träger einer Virus Hepatitis* wurde 2019 gestrichen und soll bei Hepatitis B-Patient*innen durch B18.13 *Chronische Virushepatitis B ohne Delta-Virus, Phase 3* ersetzt werden.

3.6.4.4 Hepatitis C

Liegt eine akute oder chronische Infektion mit dem Hepatitis-C-Virus vor, so wird kodiert:

B17.1 Akute Virushepatitis C
B18.2 Chronische Virushepatitis C

Liegt ein akuter Schub einer vorbestehenden chronischen Hepatitis C vor, sind zwei Kodes in folgender Reihenfolge zu kodieren (DKR D006):

B17.1 *Akute Virushepatitis C*
vor
B18.2 *Chronische Virushepatitis C*

3.6.4.5 Hepatitis E

Liegt eine akute Infektion mit dem Hepatitis-E-Virus vor, so wird kodiert:

B17.2 Akute Virushepatitis E

Für eine chronische Hepatitis E, die als seltene Verlaufsform bei immunsupprimierten Patient*innen, insbesondere Organtransplantierten, vorkommen kann, existiert kein spezifischer Kode. In diesem Fall sollte dann mit B18.8 *Sonstige chronische Virushepatitis* kodiert werden.

3.6.4.6 Virale Hepatitis anderer u. unklarer Ätiologie

Liegt eine Virushepatitis vor, die mit den oben angegebenen Kodes nicht spezifisch kodiert oder bei der die Ätiologie nicht geklärt werden kann, wird je nachdem ob akut oder chronisch verlaufend und je nach Vorhandensein einer hepatischen Enzephalopathie einer der folgenden Kodes verwendet:

B17.8	Sonstige näher bezeichnete akute Virushepatitis
B17.9	Akute Virushepatitis, nicht näher bezeichnet
B18.8	Sonstige Chronische Virushepatitis
B18.9	Chronische Virushepatitis, nicht näher bezeichnet
B19.0	Nicht näher bezeichnete Virushepatitis mit hepatischem Koma
B19.9	Nicht näher bezeichnete Virushepatitis ohne hepatisches Koma

3.6.5 Lebertumore

3.6.5.1 Gutartige Lebertumore-/Raumforderungen

Zu den gutartigen Lebertumoren oder Leberraumforderungen gehören Leberzysten, Leberadenome, die fokal noduläre Hyperplasie, Lebergranulome oder auch Leberabszesse. Diese können mit den folgenden Kodes verschlüsselt werden:

D13.4	Gutartige Neubildung: Leber
K71.88	Toxische Leberkrankheit mit sonstigen Affektionen der Leber {Lebergranulome, Peliosis hepatis}

K76.8	Sonstige näher bezeichnete Krankheiten der Leber {Einfache Leberzyste, Fokal noduläre Hyperplasie}
K77.8*	Leberkrankheiten bei sonstigen anderenorts klassifizierten Krankheiten {Lebergranulome bei: Berylliose (J63.2†), Sarkoidose (D86.8†)}
Q44.6	Zystische Leberkrankheit [Zystenleber]

Anmerkung

Zu unterscheiden ist zwischen einfachen Leberzysten und der sogenannten Zystenleber (zystische Lebererkrankung) bei der die ganze Leber zystisch durchsetzt ist.

3.6.5.2 Bösartige Lebertumore-/Raumforderungen

Zu den bösartigen Lebertumoren zählen vor allem das hepatozelluläre Karzinom (HCC), aber auch neuroendokrine Tumoren, Sarkome oder Lebermetastasen. Bezüglich allgemeiner Kodierhinweise zu malignen Neoplasien sei auf Kapitel 3.2 verwiesen.

C22.0	Leberzellkarzinom {hepatozelluläres Karzinom (HCC)}
C22.1	Intrahepatisches Gallengangskarzinom {Cholangiokarzinom}
C24.0	Bösartige Neubildung: Extrahepatischer Gallengang
C22.2	Hepatoblastom
C22.3	Angiosarkom der Leber
C22.4	Sonstige Sarkome der Leber
C22.7	Sonstige näher bezeichnete Karzinome der Leber
C78.7	Sekundäre bösartige Neubildung der Leber und der intrahepatischen Gallengänge

3.6.6 Sonstige Lebererkrankungen

E83.1	Störungen des Eisenstoffwechsels {Hämochromatose}
E83.0	Störungen des Kupferstoffwechsels {Wilson-Krankheit}
K73.-	Chronische Hepatitis, anderenorts nicht klassifiziert

K74.3	Primäre biliäre Cholangitis {Chronisch nicht eitrige destruierende Cholangitis, Primär biliäre Zirrhose}
K74.4	Sekundäre biliäre Zirrhose
K75.0	Leberabszess
K75.2	Unspezifische reaktive Hepatitis
K75.3	Granulomatöse Hepatitis, anderenorts nicht klassifiziert
K75.4	Autoimmune Hepatitis
K75.8	Sonstige näher bezeichnete entzündliche Leberkrankheiten {Nicht-alkoholische Steatohepatitis [NASH]}
K76.0	Fettleber [fettige Degeneration], anderenorts nicht klassifiziert {Nicht-alkoholische Fettleber}
K76.1	Chronische Stauungsleber
K76.3	Leberinfarkt
K76.4	Peliosis hepatis
K76.5	Veno-okklusive Leberkrankheit
K76.8	Sonstige näher bezeichnete Krankheiten der Leber {Einfache Leberzyste, Fokal noduläre Hyperplasie}
K77.0*	Leberkrankheiten bei anderenorts klassifizierten infektiösen und parasitären Krankheiten
K77.1*	Beteiligung der Leber bei der akuten Graft-versus-Host-Krankheit
K77.2-*	Beteiligung der Leber bei der chronischen Graft-versus-Host-Krankheit
I82.0	Budd-Chiari-Syndrom
K83.00	Primär sklerosierende Cholangitis
K83.01	Sekundär sklerosierende Cholangitis

3.6.7 Stadium der Leberzirrhose

K74.70!	Leberzirrhose, Stadium Child-Pugh A
K74.71!	Leberzirrhose, Stadium Child-Pugh B
K74.72!	Leberzirrhose, Stadium Child-Pugh C

3.6.8 Schweregrad und Komplikationen der Lebererkrankung

Zur Darstellung der unterschiedlichen Schweregrade der Erkrankung ist bei den verschiedenen Formen der Lebererkrankungen neben der Kodierung des Grades der Lebererkrankungen (Fibrose, Zirrhose, Leberversagen) auch die genaue Verschlüsselung aller Komplikationen der Lebererkrankung erforderlich (z. B. Aszites, Pleuraerguss, hepatorenales Syndrom, Ösophagusvarizenblutung, spontan bakterielle Peritonitis), soweit diese die Definition einer Nebendiagnose erfüllen.

Das Leberversagen ist gekennzeichnet durch die akute Entwicklung eines Ikterus, eine akute Einschränkung der Lebersyntheseleistung (insbes. als Koagulopathie durch Mangel an hepatisch synthetisierten Gerinnungsfaktoren) und die hepatische Enzephalopathie. Wenn keine Lebererkrankung vorbekannt ist und je nachdem ob diese Symptom-Trias in einem Zeitraum < 7 Tagen, 7–28 Tagen oder 4–24 Wochen auftritt, wird vom hyperakuten, akuten oder subakuten/protrahierten Leberversagen gesprochen. Dieses wird bei alkoholtoxischer Genese mit K70.40, bei allen anderen Ätiologien mit K72.0 kodiert.

Tritt diese Symptomtrias hingegen bei vorbestehender Lebererkrankung auf, liegt ein akut-auf-chronisches Leberversagen (ACLF) vor. Das ACLF wird bei alkoholtoxischer Genese mit K70.42, bei allen anderen Ätiologien mit K72.10 kodiert.

Tritt die genannte Symptomtrias nicht akut auf, sondern entwickelt sich über einen längeren Zeitraum (> 24 Wochen) so besteht ein chronisches Leberversagen, das bei äthyltoxischer Genese mit K70.41 kodiert wird. Für das chronische Leberversagen anderer Genese wird der Kode K72.18 *Sonstiges und nicht näher bezeichnetes chronisches Leberversagen, anderenorts nicht klassifiziert* angewandt. Auch eine Leberzirrhose, deren Vorliegen histologisch oder bildgebend nachzuweisen ist, geht zumindest in den fortgeschrittenen Stadien (Child-Pugh B und C) in der Regel mit einem chronischen Leberversagen einher.

K72.0	Akutes und subakutes Leberversagen, anderenorts nicht klassifiziert
K72.10	Akut-auf-chronisches Leberversagen, anderenorts nicht klassifiziert
R17.0	Hyperbilirubinämie mit Angabe von Gelbsucht, anderenorts nicht klassifiziert
R18	Aszites
K65.00	Spontane bakterielle Peritonitis [SBP] (akut)
K76.6	Portale Hypertonie
K76.7	Hepatorenales Syndrom
J91*	Pleuraerguss bei anderenorts klassifizierten Krankheiten {auch: Hydrothorax bei portaler Hypertension}
D68.4	Erworbener Mangel an Gerinnungsfaktoren
D69.5-	Sekundäre Thrombozytopenie
I98.2*	Ösophagus- und Magenvarizen bei anderenorts klassifizierten Krankheiten, ohne Angabe einer Blutung
I98.3*	Ösophagus- und Magenvarizen bei anderenorts klassifizierten Krankheiten, mit Angabe einer Blutung
I81	Pfortaderthrombose
K64.-	Hämorrhoiden und Perianalvenenthrombose
K72.7-!	Hepatische Enzephalopathie und Coma hepaticum
E26.1	Sekundärer Hyperaldosteronismus
G31.2	Degeneration des Nervensystems durch Alkohol
G62.1	Alkohol-Polyneuropathie
G63.8*	Polyneuropathie bei sonstigen anderenorts klassifizierten Krankheiten

Nierenschwäche unabhängig des hepatorenalen Syndroms sind mit den Kodes N17.9- *Akutes Nierenversagen, nicht näher bezeichnet*, N18.- *Chronische Nierenkrankheit* und N19 *Nicht näher bezeichnete Niereninsuffizienz* zu kodieren. Die genauen Definitionen der Stadien sind dem ICD zu entnehmen.

Ein hepatopulmonales Syndrom kann mit I28.8 Sonstige näher bezeichnete Krankheit der Lungengefäße und J96.9- *Respiratorische Insuffzienz*, nicht näher bezeichnet kodiert werden.

Liegt ein chylöser Aszites vor, sollte zusätzlich zu R18 *Aszites* noch I89.8 kodiert werden:

I89.8 Sonstige näher bezeichnete nichtinfektiöse Krankheiten der Lymphgefäße und Lymphknoten

3.6.9 Aufnahmegrund Leberzirrhose

Die Kodierung der Leberzirrhose richtet sich in der ICD-10-GM nach der Ursache der Erkrankung. In einigen Schlüsseln sind Ursache und Ausprägung zusammengefasst (z. B. K70.3 Alkoholische Leberzirrhose); bei anderen ist eine korrekte Beschreibung nur über zwei Kodierungen möglich (z. B. Zirrhose auf dem Boden einer chronischen Virushepatitis).

Wird ein Patient wegen einer Leberzirrhose stationär aufgenommen und die ätiologisch zugrundeliegende Erkrankung nicht behandelt, so ist die Zirrhose Hauptdiagnose. Die Ätiologie sowie relevante Komplikationen sind als Nebendiagnosen anzugeben.

Beispiel 1

Eine Patientin kommt wegen einer äthyltoxischen Leberzirrhose mit Alkoholabhängigkeitssyndrom zur stationären Aufnahme.

HD: K70.3 Alkoholische Leberzirrhose
ND: F10.2 Psychische und Verhaltensstörungen durch Alkohol: Abhängigkeitssyndrom

Beispiel 2

Ein Patient kommt wegen einer Leberzirrhose bei Primär sklerosierender Cholangitis zur stationären Aufnahme.

HD: K74.6 Sonstige und nicht näher bezeichnete Zirrhose der Leber
ND: K83.00 Primär sklerosierende Cholangitis

Beispiel 3

Eine Patientin wird wegen einer durch eine chronische Rechtsherzinsuffizienz bedingten dekompensierten Cirrhose cardiaque mit Aszites stationär aufgenommen.

K76.1	Chronische Stauungsleber
K74.71!	Leberzirrhose, Stadium Child-Pugh B
I50.00	Primäre Rechtsherzinsuffizienz
R18	Aszites

3.6.10 Aufnahmegrund Folgeerkrankung der Leberzirrhose

Wird der Patient dagegen wegen einer Folgeerkrankung aufgenommen oder ist diese führend für die Aufnahme und den Behandlungsverlauf, so ist die Folgeerkrankung Hauptdiagnose und die Zirrhose Nebendiagnose.

Beispiel 1

Ein Patient kommt wegen eines Leberzellkarzinoms (HCC) bei kompensierter Leberzirrhose auf dem Boden einer chronischen Hepatitis C zur stationären Aufnahme. Im Rahmen des stationären Aufenthaltes erfolgt eine transarterielle Chemoembolisation des Leberherdes (TACE).

HD: C22.0	Leberzellkarzinom
ND: B18.2	Chronische Virushepatitis C
ND: K74.6	Sonstige und nicht näher bezeichnete Zirrhose der Leber
8-836.9a	(Perkutan-)transluminale Gefäßintervention: Selektive Embolisation mit embolisierenden Flüssigkeiten: Gefäße viszeral
8-83b.2x	Zusatzinformationen zu Materialien: Art der Flüssigkeiten zur selektiven Embolisation: Sonstige Flüssigkeiten
8-541.6	Instillation von und lokoregionale Therapie mit zytotoxischen Materialien und Immunmodulatoren: Arteriell

Beispiel 2

Eine Patientin mit Leberzirrhose auf dem Boden einer chronischen Hepatitis C wird wegen Bauchschmerzen aufgenommen. Die Aszitespunktion zeigt eine spontane bakterielle Peritonitis durch E. coli.

HD: K65.00	Spontane bakterielle Peritonitis [SBP] (akut)
B96.2!	Escherichia coli [E. coli] und andere Enterobacterales als Ursache von Krankheiten, die in anderen Kapiteln klassifiziert sind
ND: B18.2	Chronische Virushepatitis C
ND: K74.6	Sonstige und nicht näher bezeichnete Zirrhose der Leber
ND: R18	Aszites
1-853.2	Diagnostische (perkutane) Punktion und Aspiration der Bauchhöhle: Aszitespunktion

Beispiel 3

Ein Patient mit alkoholischer Leberzirrhose wird aufgenommen mit Dyspnoe aufgrund eines durch die Leberzirrhose bedingten Pleuraergusses. In diesem Fall wird aufgrund des ätiologischen Zusammenhangs nicht mit dem unspezifischeren Kode J94.8 Hydrothorax o.n.A., sondern mit J91* kodiert.

HD: K70.3	Alkoholische Leberzirrhose
J91*	Pleuraerguss bei anderenorts klassifizierten Krankheiten

3.6.11 Mit der Lebererkrankung assoziierte psychische Störungen

Für psychische und Verhaltensstörungen durch Alkohol stehen folgende Kodes zur Verfügung:

F10.-	Psychische und Verhaltensstörungen durch Alkohol

Beispiel 1

Eine Patientin kommt in somnolentem Zustand bei äthyltoxischer Leberzirrhose mit hepatischer Enzephalopathie und Leberversagen in die Klinik. Bei Aszites und Pleuraerguss entwickelt sie während des stationären Aufenthaltes ein hepatorenales Syndrom, sowie ein schweres Alkoholentzugssyndrom mit Delir. Der Aszites wird entlastet.

HD: K70.42	Akut-auf-chronisches alkoholisches Leberversagen
K72.72!	Hepatische Enzephalopathie Grad 2
J91*	Pleuraerguss bei anderenorts klassifizierten Krankheiten
ND: K76.7	Hepatorenales Syndrom
ND: R18	Aszites
ND: F10.4	Psychische und Verhaltensstörungen durch Alkohol: Entzugssyndrom mit Delir
8-153	Therapeutische perkutane Punktion der Bauchhöhle

Anmerkung

Die Prozedur 8-985.- Motivationsbehandlung Abhängigkeitskranker [Qualifizierter Entzug] für den qualifizierten Entzug ermöglicht eine differenziertere Darstellung der Behandlung der Alkoholkrankheit.

Beispiel 2

Bei einem Patienten ohne Vorerkrankungen kommt es aufgrund einer in suizidaler Absicht stattgehabten Paracetamolintoxikation zu einem toxischen Leberversagen.

HD: K71.1	Toxische Leberkrankheit mit Lebernekrose
ND: K72.0	Akutes und subakutes Leberversagen, anderenorts nicht klassifiziert
ND: T39.1	Vergiftung: 4-Aminophenol-Derivate

3.7 Erkrankungen des Pankreas und des Gallensystems

3.7.1 Erkrankungen des Pankreas

3.7.1.1 Akute Pankreatitis

Für die Kodierung der akuten Pankreatitis ist eine spezifische, ätiologisch begründete Abbildung möglich:

K85.0-	Idiopathische akute Pankreatitis
K85.1-	Biliäre akute Pankreatitis
K85.2-	Alkoholinduzierte akute Pankreatitis
K85.3-	Medikamenten-induzierte akute Pankreatitis

Die akute Pankreatitis wird zudem in Abhängigkeit vom Vorliegen einer Organkomplikation an der 5. Stelle differenziert kodiert, z. B.:

K85.00	Idiopathische akute Pankreatitis: Ohne Angabe einer Organkomplikation
K85.01	Idiopathische akute Pankreatitis: Mit Organkomplikation

Unter Organkomplikationen sind z. B. Pankreasabszesse oder akute, eitrige und hämorrhagische Pankreasnekrosen zusammenzufassen. Auch Komplikationen an anderen Organen (z. B. respiratorische Insuffizienz bei SIRS, akutes Nierenversagen, Schock etc.) als Folge der Pankreatitis sollten hierunter gefasst werden. Organfremde Komplikationen sind zusätzlich über eigenständige Kodes spezifisch zu kodieren.

Ein systemisches inflammatorisches Response Syndrom (SIRS) kommt bei einer Pankreatitis durchaus vor, allerdings nicht infektiöser Genese. Es sollte mit R65.2! *Systemisches inflammatorisches Response-Syndrom nichtinfektiöser Genese ohne Organkomplikationen* oder mit R65.3! *Systemisches inflammatorisches Response-Syndrom nichtinfektiöser Genese mit Organkomplikationen* bei Vorliegen von Organkomplikationen kodiert werden.

Ein SIRS liegt vor, wenn zwei oder mehrere der folgenden Kriterien erfüllt sind:

- Körpertemperatur ≤ 36 Grad Celsius oder ≥ 38 Grad Celsisus
- Herzfrequenz ≥ 90/min
- Atemfrequenz ≥ 20/min
- Leukozyten ≥ 12 GPt/l oder ≤ 4 GPt/l

3.7.1.2 Chronische Pankreatitis

Für die chronische Pankreatitis stehen folgende Kodes zur Verfügung, die 2023 erweitert wurden:

K86.0	Alkoholinduzierte chronische Pankreatitis
K86.1-	Sonstige chronische Pankreatitis
K86.10	Autoimmunpankreatitis [AIP]
K86.11	Hereditäre Pankreatitis
K86.18	Sonstige chronische Pankreatitis

Bei einem akuten Schub einer chronischen Pankreatitis wird zunächst die akute Form verschlüsselt, die chronische Form als weitere Diagnose.

Beispiel

Eine Patientin wird wegen eines akuten Schubes bei chronischer idiopathischer Pankreatitis ohne Organkomplikationen behandelt.

K85.00	Idiopathische akute Pankreatitis: Ohne Angabe einer Organkomplikation
K86.18	Sonstige chronische Pankreatitis

Für Pankreaszysten stehen zwei Kodes zur Verfügung:

K86.2	Pankreaszyste
K86.3	Pseudozyste des Pankreas

Pankreaszysten können neoplastisch sein, sind jedoch nicht immer als prämaligne einzustufen.

Eine intraduktale papillär-muzinöse Neoplasie (IPMN), eine muzinös-zystische Neoplasie (MCN), eine solid-pseudopapilläre Neoplaise (SPN) oder eine serös-zystische Neoplasie (SCN) kann mit D37.70 *Neubildung unsicheren oder unbekannten Verhaltens: Pankreas* verschlüsselt werden.

Zysten nach einer Pankreatitis werden als Pseudozysten bezeichnet und sind daher mit K86.3 *Pseudozyste des Pankreas* zu verschlüsseln. Andere nicht-neoplastische Pankreaszysten sind mit K86.2 Pankreaszyste zu kodieren.

Eine infizierte Pankreaszyste oder Pseudozyste kann nur mit dem allgemeinen Kode K86.2 oder K86.3 verschlüsselt werden. Wenn ein Keim nachgewiesen wurde, kann dieser mit einem Kode aus den Bereichen B95.-! oder B96.-! angegeben werden. Eine infizierte Pseudozyste mit Eiter entspricht einem Abszess und kann daher mit K65.09 *Sonstige und nicht näher bezeichnete Peritonitis* angegeben werden.

Für Pankreasgangstenosen, Pankreassteine, exokrine Pankreasinsuffizienz, Pankreasfisteln können ab der ICD-Version 2022 wie folgt verschlüsselt werden:

K86.80	Pankreasgangstein ohne Pankreasgangstenose
K86.81	Pankreasgangstein mit Pankreasgangstenose
K86.82	Sonstige Pankreasgangstenose
K86.83	Exokrine Pankreasinsuffizienz
K86.84	Pankreatoduodenale Fistel

Für weitere Erkrankungen wie z. B. Pankreasfibrose oder Pankreasgangruptur steht nur der unspezifische Kode K86.88 *Sonstige nähere Krankheiten des Pankreas* zur Verfügung.

Wenn ein Patient zur Kontrolle einer mit einem Stent versorgten Erkrankung des Pankreas erneut stationär aufgenommen wird, nach Durchführung einer Endoskopie keine weitere endoskopische Therapie mehr erforderlich ist, sondern lediglich der Stent entfernt wurde, ist die ursprüngliche Diagnose, die zur Einlage des Stents führte, die Hauptdiagnose.

3.7.2 Krankheiten der Gallenblase und Gallenwege

3.7.2.1 Cholelithiasis

Steine im Gallengangssystem werden primär nach der Lokalisation und danach, ob eine Entzündung vorliegt, kodiert.

K80.0-	Gallenblasenstein mit akuter Cholezystitis
K80.1-	Gallenblasenstein mit sonstiger Cholezystitis
K80.2-	Gallenblasenstein ohne Cholezystitis
K80.3	Gallengangsstein mit Cholangitis
K80.4-	Gallengangsstein mit Cholezystitis
K80.5-	Gallengangsstein ohne Cholangitis oder Cholezystitis

Bei allen hier aufgeführten Kodes wird an der 5. Stelle unterschieden, ob eine Gallenwegsobstruktion vorliegt.

Sludge im Sinne einer Mikrolithiasis wird ebenfalls mit den o. g. Kodes verschlüsselt.

3.7.2.2 Andere Erkrankungen

Eine Entzündung oder Obstruktion ohne Bezug auf Steine werden mit folgenden Kodes verschlüsselt:

K83.00	Primär sklerosierende Cholangitis
K83.01	Sekundär sklerosierende Cholangitis
K83.08	Sonstige Cholangitis
K83.09	Cholangitis, nicht näher bezeichnet
K83.1	Verschluss des Gallenganges
K81.0	Akute Cholezystitis
K81.1	Chronische Cholezystitis

Die primär biliäre Cholangitis (PBC) wird mit K74.3 *Primäre biliäre Cholangitis* kodiert.

Folgende Kodes stehen für weitere Erkrankungen am Gallenwegssystem zur Verfügung:

K82.1	Hydrops der Gallenblase
K82.2	Perforation der Gallenblase
K82.3	Gallenblasenfistel
K83.2	Perforation des Gallenganges
K83.3	Fistel des Gallengangs
K83.4	Spasmus des Sphinkter Oddi
K83.5	Biliäre Zyste

Ein Hydrops der Gallenblase hat einen eigenen Kode, ein Empyem oder Abszess der Gallenblase wird mit K81.0 *Akute Cholezystitis verschlüsselt.*

Ein Biliom sollte mit K83.2 *Perforation des Gallenganges* kodiert werden. Dieser Kode beschreibt am ehesten die Situation für das meist nach chirurgischen Eingriffen oder nach ERCP entstandene Biliom. Auch wenn es bildgebend einer Zyste ähnelt, ist es doch eine gedeckte Perforation ohne Epithelauskleidung der zystischen Formation und somit nicht mit K83.5 *Biliäre Zyste* zu kodieren.

Ist die Genese chirurgischer Art, dann kann der Kode K91.81 *Insuffizienzen von Anastomosen und Nähten nach Operationen an Gallenblase und Gallenwegen* als zweiter Kode hinzugefügt werden. Bei einer durch eine ERCP entstandenem Biliom kann der Kode K91.88 *Sonstige Krankheiten des Verdauungssystems nach medizinischen Maßnahmen, andernorts nicht klassifiziert* angegeben werden. Falls das Biliom der Grund für die stationäre Aufnahme war, ist K83.2 als Hauptdiagnose und nicht K91.81 zu kodieren, da K83.2 der spezifischere Kode ist.

Bei Entstehung nach einem Trauma ist S36.18 *Verletzung der Leber oder der Gallenblase, Gallengang* zu kodieren.

Beispiel 1

Bei einem Patienten mit einer Choledocholithiasis wird zunächst ein Stent eingelegt und für die endgültige Entfernung der Steine ein weiterer Aufenthalt geplant. Es erfolgt jedoch eine Wiederaufnahme zu einem früheren Zeitpunkt mit Zeichen der Cholangitis (Fieber, Ikterus). Bei der ERC zeigt sich ein mit Krümeln und Sludge verschlossener Stent.

HD: K83.08 Sonstige Cholangitis

ND: T85.75 Infektion und entzündliche Reaktion durch interne Prothesen, Implantate oder Transplantate im hepatobiliären System und Pankreas

ND: T85.53 Mechanische Komplikation durch Prothesen und Implantate oder Transplantate in den Gallenwegen

Wenn im gleichen Aufenthalt nun noch die Gallengangssteine entfernt werden, ist K80.31 *Gallengangsstein mit Cholangitis: mit Obstruktion* zusätzlich als ND zu kodieren.

Beispiel 2

Eine Patientin mit einer Gallengangsstenose bei einem Pankreaskopf-Karzinom wurde mit einem Stent versorgt. Jetzt stellt sie sich vor mit einer Cholestase und Ikterus. Sonographisch zeigen sich erweiterte intrahepatische Gallenwege als Zeichen der Okklusion des Stents.

HD: K83.1 Verschluss des Gallengangs

ND: C25.0 Bösartige Neubildung des Pankreas: Pankreaskopf

T85.53 *Mechanische Komplikation durch Prothesen und Implantate oder Transplantate in den Gallenwegen* wird nicht kodiert, die Progression bzw. Druck des Tumors von außen führt zum Stentverschluss.

Falls eine weitere Komplikation des Pankreaskopftumors behandelt wird oder ein Staging durchgeführt wird oder eine Behandlung des Tumors im gleichen Aufenthalt erfolgt, ist nach dem Beschluss des Schlichtungsausschuss C25.0 Hauptdiagnose (DKR 0201).

Beispiel 3

Bei einem Patienten besteht eine Stenose des distalen Gallengangs und Gallengangsteine. Die Steine können durch die Stase der Galle infolge der Stenose entstehen oder die Stenose entsteht durch die Steine. Es ist nicht immer eindeutig festzulegen, welche Kausalität vorliegt. Entsprechend der wahrscheinlichsten Genese ergeben sich zwei Kodiermöglichkeiten.

K83.1	Verschluss des Gallengangs
K80.50	Gallengangsstein ohne Colangitis oder Cholezystitis: ohne Angabe einer Gallengangsobstruktion

Das Exklusivum bei K83.1 (Exkl: mit Cholelithiasis (K80.-)) ist kein „ausschließendes" Exklusivum, welches die zusätzliche Kodierung von K80.- ausschließt, sondern nur der Hinweis, dass für die Kodierung einer Cholelithiasis die Kodes aus K80.- zur Verfügung stehen. Da in dem erwähnten Beispiel allerdings die Stenose/Obstruktion nicht durch die Cholelithiasis bedingt ist, sondern diese konsekutiv auf die Stenose entsteht, kann die Cholelithiasis zusätzlich kodiert werden.

Oder:

K80.51	Gallengangsstein ohne Cholangitis oder Cholezystitis: mit Angabe einer Gallengangsobstruktion

3.7.3 Neubildungen

3.7.3.1 Bösartige Neubildungen

Die Malignome des Pankreas werden unter C25.- verschlüsselt, die Lokalisation wird an 4. Stelle angegeben.

C25.0	Bösartige Neubildung: Pankreaskopf
C25.1	Bösartige Neubildung: Pankreaskörper
C25.2	Bösartige Neubildung: Pankreasschwanz
C25.3	Bösartige Neubildung: Ductus pancreaticus
C25.4	Bösartige Neubildung: Endokriner Drüsenanteil des Pankreas

C25.8 Bösartige Neubildung: Pankreas, mehrere Teilbereiche überlappend

Die Einteilung erfolgt nach der Lokalisation, nicht nach der Histologie, so wird der neuroendokrine Tumor (NET), der seinen Ursprung im Pankreas hat, mit einem der o. g. Kodes verschlüsselt. Die Besonderheiten von Verlauf und Behandlung können somit nicht mit der Diagnose zum Ausdruck gebracht werden.

Die Malignome der Gallenblase und -wege werden mit folgenden Kodes verschlüsselt:

C22.1 Intrahepatisches Gallengangskarzinom
C24.0 Bösartige Neubildung: Extrahepatischer Gallengang
C24.1 Bösartige Neubildung: Ampulla hepatopancreatica [Ampulla Vateri]
C23 Bösartige Neubildung der Gallenblase

Eine Neubildung der Papille wird im ICD-System im Bereich des extrahepatischen Gallengangs zugeordnet und nicht dem Bereich des Pankreas (siehe alphabetisches Verzeichnis der ICD 10).

3.7.3.2 Gutartige Neubildungen

D13.4 Gutartige Neubildung: Leber {intrahepatische Gallengänge}
D13.5 Gutartige Neubildung: Extrahepatische Gallengänge und Gallenblase {auch: gutartige Neubildung Papilla Vateri}
D13.6 Gutartige Neubildung: Pankreas
D13.7 Gutartige Neubildung: Endokriner Drüsenanteil des Pankreas

3.7.3.3 Carcinoma in situ

D01.5 Carcinoma in situ: Leber, Gallenblase und Gallengänge {Ampulla hepatopancreatica}

D01.7	Carcinoma in situ: Sonstige näher bezeichnete Verdauungsorgane {Pankreas}

3.7.3.4 Neubildungen unsicheren oder unbekannten Verhaltens

D37.6	Neubildung unsicheren oder unbekannten Verhaltens: Leber, Gallenblase und Gallengänge {einschl. Ampulla hepatopancreatica}
D37.70	Neubildung unsicheren oder unbekannten Verhaltens: Pankreas

Am Kapitelanfang des ICD-Verzeichnisses von D37 bis D48 wird erläutert.

Zitat: *„In den Kategorien D37-D48 sind Neubildungen mit unsicherem oder unbekanntem Verhalten nach ihrem Ursprungsort klassifiziert, d. h. es bestehen Zweifel daran, ob die Neubildung bösartig oder gutartig ist. Solchen Neubildungen ist in der Klassifikation der Morphologie der Neubildungen der Malignitätsgrad/1 zugeordnet."*

Primär ist damit gemeint, dass unklar ist, ob sich die Neubildung maligne oder benigne verhält. Somit sind mit D37.70 die zystischen Neoplasien des Pankreas zu kodieren, solange sie nicht eindeutig als maligne diagnostiziert wurden.

Allerdings werden diese Kodes häufig auch verwendet, wenn der klinische Verdacht ein Malignom nahelegt, eine Histologie entweder noch nicht durchgeführt wurde oder die Biopsie nicht aussagekräftig war (z. B. bei zu wenig Untersuchungsmaterial). Diese Situation ist gerade im Bereich des Pankreas häufig anzutreffen. Die Kodierung hängt dann von der weiteren klinischen Vorgehensweise ab.

Die Kodierrichtlinien besagen, dass bei Behandlung der Verdachtsdiagnose diese auch kodiert wird. Wenn hingegen nur untersucht wird, dann ist das zugrundeliegende Symptom zu kodieren und nicht die Verdachtsdiagnose.

Beispiel

Bei einer durch Bildgebung diagnostizierten Neoplasie im Pankreaskopf, bei dem eine definitive Histologie nicht gewonnen werden konnte, wird aufgrund des klinischen Bildes eine Chemotherapie durchgeführt.

C25.0 Bösartige Neubildung: Pankreaskopf

Anmerkung

Da trotz fehlender Histologie eine Behandlung wie bei einem nachgewiesenen Pankreaskarzinom erfolgte, ist ein Kode aus C25.- zu verschlüsseln.

3.8 Lokalisationsübergreifende Erkrankungen

3.8.1 Gastrointestinale (GI-)Blutung

3.8.1.1 Allgemein

Zur Kodierung von gastrointestinalen Blutungen bietet die ICD-10-GM verschiedene Möglichkeiten.

Es existieren:

- Kodes, die die gastrointestinale Blutung spezifisch in Bezug auf ihre Ursache und ihre Lokalisation beschreiben (siehe Beispiel 1), z. B. K25.0 *Ulcus ventriculi: Akut, mit Blutung*
- Kodes, die die gastrointestinale Blutung unspezifisch in Bezug auf ihre Ursache, aber spezifisch auf ihre Lokalisation beschreiben (siehe Beispiel 2), z. B. K22.81 *Ösophagusblutung,* K62.5- *Hämorrhagie des Anus und des Rektums*
- Kodes, die die gastrointestinale Blutung unspezifisch beschreiben (siehe Beispiel 3), z. B. K92.2 *Gastrointestinale Blutung, nicht näher bezeichnet,* K92.0 *Hämatemesis,* K92.1 *Meläna*

Um eine Fehlkodierung mit den Kodes aus K92.- zu vermeiden, sollten die Exklusiva der ICD-Kodes K92.- beachtet werden.

Wird nach stationärer Aufnahme zur Abklärung einer GI-Blutung die Ursache (z. B. Ulkus) gefunden, wird diese „mit Blutung“ kodiert, auch wenn während der Untersuchung keine Blutungszeichen mehr bestehen (also unabhängig von der Forrest-Klassifikation) (DKR 1105).

Beispiel 1

Eine Patientin wird mit unklarer gastrointestinaler Blutung aufgenommen. Bei der Gastroskopie findet sich als Ursache der Blutung ein akutes Ulcus duodeni, welches jedoch zum Zeitpunkt der Untersuchung keine Blutungszeichen mehr aufweist (Forrest III).

K26.0	Ulcus duodeni: Akut, mit Blutung

Beispiel 2

Ein Patient wird mit unklarer gastrointestinaler Blutung aufgenommen. Bei der Gastroskopie findet sich als Ursache der Blutungen eine schwere Refluxösophagitis, welche jedoch zum Zeitpunkt der Untersuchung keine Blutungszeichen mehr aufweist.

K21.0	Gastroösophageale Refluxkrankheit mit Ösophagitis
K22.81	Ösophagusblutung

Beispiel 3

Eine Patientin wird mit unklarer gastrointestinaler Blutung aufgenommen. Bei der Koloskopie findet sich als Ursache der Blutungen ein Karzinom des Colon descendens, welches jedoch zum Zeitpunkt der Untersuchung keine Blutungszeichen mehr aufweist.

C18.6	Bösartige Neubildung: Colon descendens
K92.2	Gastrointestinale Blutung, nicht näher bezeichnet

Anmerkung

Da kein Kode für ein Malignom mit Blutung existiert, wird hier der unspezifische Kode K92.2 hinzugefügt.

Nur in denjenigen Fällen, in denen ein Ulkus, eine Erosion oder ein sonstiger Befund gefunden wird, bei dem einerseits keine aktuellen Blutungszeichen sichtbar sind, andererseits keine aktuelle Anamnese einer gastrointestinalen Blutung besteht bzw. der Befund nicht als Ursache der gastrointestinalen Blutung angesehen wird, wird der Befund „ohne Blutung" (z. B. K25.3 *Ulcus ventriculi, akut, ohne Blutung oder Perforation*) kodiert.

Folgende Tabelle zeigt Diagnosen, die die Angabe einer Blutung bereits enthalten.

Ösophagus

K22.81	Ösophagusblutung
I85.0	Ösophagusvarizen mit Blutung
I98.3*	Ösophagus- und Magenvarizen bei anderenorts klassifizierten Krankheiten, mit Angabe einer Blutung

Magen

K25.0	Ulcus ventriculi: Akut, mit Blutung
K25.2	Ulcus ventriculi: Akut, mit Blutung und Perforation
K25.4	Ulcus ventriculi: Chronisch oder nicht näher bezeichnet, mit Blutung
K25.6	Ulcus ventriculi: Chronisch oder nicht näher bezeichnet, mit Blutung und Perforation
K29.0	Akute hämorrhagische Gastritis
K31.82	Angiodysplasie des Magens und des Duodenums mit Blutung

Dünn-/Dickdarm

K26.0	Ulcus duodeni: Akut, mit Blutung
K26.2	Ulcus duodeni: Akut, mit Blutung und Perforation
K26.4	Ulcus duodeni: Chronisch oder nicht näher bezeichnet, mit Blutung
K26.6	Ulcus duodeni: Chronisch oder nicht näher bezeichnet, mit Blutung und Perforation
K28.0	Ulcus pepticum jejuni: Akut, mit Blutung

K28.2	Ulcus pepticum jejuni: Akut, mit Blutung und Perforation
K28.4	Ulcus pepticum jejuni: Chronisch oder nicht näher bezeichnet, mit Blutung
K28.6	Ulcus pepticum jejuni: Chronisch oder nicht näher bezeichnet, mit Blutung und Perforation
K27.0	Ulcus pepticum, Lokalisation nicht näher bezeichnet: Akut, mit Blutung
K27.2	Ulcus pepticum, Lokalisation nicht näher bezeichnet: Akut, mit Blutung und Perforation
K27.4	Ulcus pepticum, Lokalisation nicht näher bezeichnet: Chronisch oder nicht näher bezeichnet, mit Blutung
K27.6	Ulcus pepticum, Lokalisation nicht näher bezeichnet: Chronisch oder nicht näher bezeichnet, mit Blutung und Perforation
K31.82	Angiodysplasie des Magens und des Duodenums mit Blutung
K55.32	Angiodysplasie des Dünndarmes mit Blutung
K55.22	Angiodysplasie des Kolons: Mit Blutung

Divertikulitis/Divertikulose

K57.03	Divertikulitis des Dünndarmes mit Perforation, Abszess und Blutung
K57.11	Divertikulose des Dünndarmes ohne Perforation und Abszess, mit Blutung
K57.13	Divertikulitis des Dünndarmes ohne Perforation und Abszess, mit Blutung
K57.23	Divertikulitis des Dickdarmes mit Perforation, Abszess und Blutung
K57.31	Divertikulose des Dickdarmes ohne Perforation oder Abszess, mit Blutung
K57.33	Divertikulitis des Dickdarmes ohne Perforation oder Abszess, mit Blutung
K57.43	Divertikulitis sowohl des Dünndarmes als auch des Dickdarmes mit Perforation, Abszess und Blutung

K57.51	Divertikulose sowohl des Dünndarmes als auch des Dickdarmes ohne Perforation oder Abszess, mit Blutung
K57.53	Divertikulitis sowohl des Dünndarmes als auch des Dickdarmes ohne Perforation oder Abszess, mit Blutung
K57.83	Divertikulitis des Darmes, Teil nicht näher bezeichnet, mit Perforation, Abszess und Blutung
K57.91	Divertikulose des Darmes, Teil nicht näher bezeichnet, ohne Perforation oder Abszess, mit Blutung
K57.93	Divertikulitis des Darmes, Teil nicht näher bezeichnet, ohne Perforation oder Abszess, mit Blutung

Blutende Cameron-Läsionen bei axialen Hiatushernien werden in der Regel mit einem Kode angegeben, der die Läsion beschreibt (z. B. K25.0 *Ulcus ventrikuli: Akut, mit Blutung* oder K29.0 *Akute hämorrhagische Gastritis*) und zusätzlich mit K44.9 *Hernia diaphragmatica ohne Einklemmung und ohne Gangrän*.

Beispiele potenzieller Blutungsquellen, bei denen bei Auftreten einer Blutung diese zusätzlich kodiert werden muss (z. B. mit K92.-, K22.81, K62.5-), werden nachfolgend (nicht abschließend) aufgelistet.

K21.0	Gastroösophageale Refluxkrankheit mit Ösophagitis
C15.-	Bösartige Neubildung des Ösophagus
C16.-	Bösartige Neubildung des Magens
K22.6	Mallory-Weiss-Syndrom
K31.7	Polyp des Magens und des Duodenums
K50.-	Crohn-Krankheit [Enteritis regionalis] [Morbus Crohn]
K51.-	Colitis ulcerosa
K52.-	Sonstige nichtinfektiöse Gastroenteritis und Kolitis
K51.4	Inflammatorische Polypen des Kolons
K63.3	Darmulkus
K63.5	Polyp des Kolons
K55.0	Akute Gefäßkrankheiten des Darmes
D12.-	Gutartige Neubildung des Kolons, des Rektums, des Analkanals und des Anus
C18.-	Bösartige Neubildung des Kolons

C19	Bösartige Neubildung am Rektosigmoid, Übergang
C20	Bösartige Neubildung des Rektums
K62.0	Analpolyp
K62.1	Rektumpolyp
K60.-	Fissur und Fistel in der Anal- und Rektalregion
K62.6	Ulkus des Anus und des Rektums
K64.-	Hämorrhoiden und Perianalvenenthrombose

Beispiel 4

Ein Patient wird mit peranaler Blutung aufgenommen. Bei der Koloskopie findet sich als Ursache der Blutungen ein Ulkus des Dickdarms.

K63.3	*Darmulkus*
K92.2	*Gastrointestinale Blutung, nicht näher bezeichnet*

Prädisponierende Faktoren, die die Blutung mitbedingen und einen weiteren diagnostischen oder therapeutischen Aufwand hervorrufen, können zusätzlich mit angegeben werden. Eine Blutung unter Dauertherapie mit Antikoagulanzien oder Antikörper gegen Gerinnungsfaktoren wird mit einem ICD-Kode aus D68.3- *Hämorrhagische Diathese durch Antikoagulanzien und Antikörper* verschlüsselt; bei Dauertherapie mit Thrombozytenaggregationshemmer mit dem ICD-Kode D69.80 *Hämorrhagische Diathese durch Thrombozytenaggregationshemmer* {Blutung bei Dauertherapie mit Thrombozytenaggregationshemmern}, bei Dauertherapie mit neuen oralen Antikoagulanzien (NOAK, z. B. Fondaparinux, Apixaban, Rivaroxaban, Edoxaban, Dabigatran, Lepirudin, Desirudin, Bivalirudin) mit dem ICD-Kode D68.35 *Hämorrhagische Diathese durch sonstige Antikoagulanzien.*

Zu beachten sind gegebenenfalls auch andere Koagulopathien, die mit D65.- bis D68.- verschlüsselt werden.

3.8.1.2 Ösophagus- und Magenvarizen(blutung)

Häufig werden Ösophagus-/Magenvarizen falsch verschlüsselt. Der Kode I85.0 Ösophagusvarizen mit Blutung ist in der Regel inkorrekt und daher nur selten zu verwenden. Meist sind Ösophagus- und/oder Magenvarizen ursächlich durch eine Lebererkrankung (portale Hypertension) bedingt. Laut ICD-10-GM hat die Kodierung mit einer Diagnosekombination, also zwei ICD-Kodes zu erfolgen.

Beispiel 1

Ösophagusvarizen mit Blutung bei alkoholischer Leberzirrhose

K70.3	Alkoholische Leberzirrhose
I98.3*	Ösophagus- und Magenvarizen bei anderenorts klassifizierten Krankheiten, mit Angabe einer Blutung

Beispiel 2

Ösophagusvarizen ohne Blutung bei alkoholischer Leberzirrhose

K70.3	Alkoholische Leberzirrhose
I98.2*	Ösophagus- und Magenvarizen bei anderenorts klassifizierten Krankheiten, ohne Angabe einer Blutung

Die Hinweise beim Kode I98.-* weisen auf die häufigsten Ursachen der Varizen hin, die als Bezugskode für I98.-* zu kodieren sind:

K70.-	Alkoholische Leberkrankheit
K71.-	Toxische Leberkrankheit
K74.-	Fibrose und Zirrhose der Leber

Kodes für andere Ursachen der Varizen können auch mit den Kodes I98.2* und I98.3* angegeben werden, z. B. K76.6 *Portale Hypertonie*

Der Kode I85.0 *Ösophagusvarizen mit Blutung* ist somit nur für Ösophagusvarizen zu verwenden, die nicht ursächlich durch eine andere Krankheit bedingt sind.

Gleiches gilt für den Kode I86.4 *Magenvarizen*.

3.8.1.3 Peranale Blutung

Peranale Blutung bedeutet nicht notwendigerweise eine Blutung des Rektums oder Anus. Sie kann ihren Ursprung auch weiter proximal im Kolon haben und ist deshalb nicht mit einem Kode aus K62.5- *Hämorrhagie des Anus und des Rektums* zu kodieren.

Nur bei Nachweis der Blutungsquelle in diesem Bereich ist neben der Ursache der Blutung z. B. K62.6 *Ulkus des Anus und des Rektums* zusätzlich ein Kode aus K62.5- zu kodieren.

K62.50 Hämorrhagie des Anus

K62.51 Hämorrhagie des Rektums

Wenn die Untersuchungen den aktuellen Ursprung der peranalen Blutung nicht aufzeigen können oder Untersuchungen nicht durchgeführt wurden, ist die peranale Blutung zu kodieren als:

K92.2 Gastrointestinale Blutung, nicht näher bezeichnet

Beispiel

Ein Patient mit kurz zurückliegender Strahlentherapie eines Rektumkarzinoms stellt sich mit peranalem Blutabgang vor. Bei der Rektoskopie wird eine Strahlenproktitis mit blutenden Läsionen gefunden.

K62.7 Strahlenproktitis

K62.51 Hämorrhagie des Rektums

3.8.2 Komplikationen durch Prothesen an den Verdauungsorganen

3.8.2.1 Allgemein

Folgende Kodes aus T85.5- *Mechanische Komplikationen durch gastrointestinale Prothesen, Implantate oder Transplantate* bzw. T85.7- *Infektion und entzündliche Reaktion durch sonstige interne Prothesen, Implantate oder Transplantate* ermöglichen es, eine Fehllage, Leckage, mechanische Obstruktion, Perforation, Verlagerung, (mechanisches) Versagen sowie Infektionen und entzündliche Reaktionen z. B. durch Gallengangsprothesen spezifisch zu kodieren.

T85.50	Mechanische Komplikation durch Prothesen, Implantate oder Transplantate im Ösophagus
T85.51	Mechanische Komplikation durch Prothesen, Implantate oder Transplantate im sonstigen oberen Gastrointestinaltrakt
T85.52	Mechanische Komplikation durch Prothesen, Implantate oder Transplantate im unteren Gastrointestinaltrakt
T85.53	Mechanische Komplikation durch Prothesen, Implantate oder Transplantate in den Gallenwegen
T85.54	Mechanische Komplikation durch Prothesen, Implantate oder Transplantate im Pankreas
T85.59	Mechanische Komplikation durch gastrointestinale Prothesen, Implantate oder Transplantate, Lokalisation nicht näher bezeichnet
T85.75	Infektion und entzündliche Reaktion durch interne Prothesen, Implantate oder Transplantate im hepatobiliären System und im Pankreas
T85.76	Infektion und entzündliche Reaktion durch sonstige interne Prothesen, Implantate oder Transplantate im sonstigen Gastrointestinaltrakt

3.8.2.2 Buried-bumper-Syndrom

Beim Buried-bumper-Syndrom handelt es sich um eine Langzeitkomplikation der endoskopisch perkutanen Gastrostomie (PEG). Als Folge fehlender Mobilisierung oder zu festen Zuges der Halteplatte an der Magenwand kommt es zu einem Überwuchern der inneren Halteplatte durch Bildung von Granulationsgewebe der umgebenden Magenschleimhaut, die zu einem vollständigen Einwachsen der Halteplatte in die Magenwand führt. Konsekutiv entsteht eine Sondendysfunktion mit fehlender Durchgängigkeit und dadurch beeinträchtigter externer Zuführung von Nährlösung in den Magen oder Ansammlung von Nahrung/ Sekret innerhalb der Magenwand mit möglicher Abszedierung. Für die Kodierung stehen folgende beiden Kodes zur Verfügung:

T85.51 Mechanische Komplikation durch Prothesen, Implantate oder Transplantate im sonstigen oberen Gastrointestinaltrakt {Mechanische Komplikation durch perkutan-endoskopische Gastrostomie-Sonde [PEG-Sonde]}

T85.52 Mechanische Komplikation durch Prothesen, Implantate oder Transplantate im unteren Gastrointestinaltrakt {Mechanische Komplikation durch perkutan-endoskopische Jejunostomie-Sonde [PEJ-Sonde]}

3.8.3 Anastomositis

Nach Resektionen bestehen Anastomosen zwischen verschiedenen Organen bzw. Teilen des Verdauungstraktes (Magen/Darm, Dünndarm/Dickdarm etc.). An diesen Anastomosen können Schleimhautentzündungen entstehen. Eine sogenannte Anastomositis zeigt in der Regel Zeichen der Entzündung an den beiden Organteilen der Anastomose. So manifestiert sich die Anastomositis beispielsweise bei einer Anastomose nach Billroth-II-Operation mit Zeichen der Entzündung sowohl im Magen als auch im Dünndarm.

Beispiel

Wird eine Patientin wegen einer Anastomositis an einer gastrojejunalen Anastomose bei zurückliegender Billroth-II-Operation (Operation vor drei Jahren) und mit Ulcera im Jejunum behandelt, ist dies mit den nachfolgend zutreffenden Kodes zu kodieren:

K29.6 Sonstige Gastritis

K28.- Ulcus pepticum jejuni

K52.9 Nichtinfektiöse Gastroenteritis und Kolitis, nicht näher bezeichnet

K91.88 Sonstige Krankheiten des Verdauungssystems nach medizinischen Maßnahmen, andernorts nicht klassifiziert

---

Anmerkung

Der Kode K91.88 stellt bei der Kodierung der Anastomositis den Zusammenhang zwischen der Anastomositis und der vorangegangenen Billroth-II-Operation her (Schlichtungsausschuss KDE 386 – https://www.g-drg.de/Schlichtungsausschuss_nach_19_KHG/KDE-Entscheidungen_des_Schlichtungsausschusses_2020/KDE_Entscheidungen_2020_nach_KDE_Nummer).

3.8.4 Beteiligung des Verdauungstraktes bei der Graft-versus-Host-Krankheit

Nach einer allogenen Knochenmark- oder Stammzelltransplantation kann es zu einer systemisch entzündlichen Reaktion kommen, bei der vor allem die im Transplantat enthaltenen T-Zellen gegen den Empfängerorganismus reagieren. Diese Reaktion wird Graft-versus-Host-Krankheit (GvHD) genannt. Hauptmanifestationsstellen der GvHD sind Haut, Leber und Darm. Es wird zwischen einer akuten und einer chronischen GvHD unterschieden, welche wiederum in verschiedene Schweregrade unterteilt werden.

Akute GvHD

T86.01†	Akute Graft-versus-Host-Krankheit, Grad I und II
T86.02†	Akute Graft-versus-Host-Krankheit, Grad III und IV

Chronische GvHD

T86.05†	Chronische Graft-versus-Host-Krankheit, mild
T86.06†	Chronische Graft-versus-Host-Krankheit, moderat
T86.07†	Chronische Graft-versus-Host-Krankheit, schwer

Akute GvHD

Die akute GvHD wird in vier Schweregrade unterteilt, wobei jeweils Grad I und II zusammen mit T86.01† *Akute Graft-versus-Host-Krankheit, Grad I und II* sowie Grad III und IV zusammen mit T86.02† *Akute Graft-versus-Host-Krankheit, Grad III und IV* kodiert werden (siehe obige Tabelle).

Die Schweregrade sind abhängig vom Stadium der Organbeteiligung der befallenen Organe Leber, Haut und Darm, die jeweils mit Sternkodes angegeben werden.

Die Stadien der akuten Haut-Graft-versus-Host-Krankheit wird mit einem Kode aus L99.1-* kodiert, die der akuten Leber-Graft-versus Host-Krankheit mit K77.1-*, die des Darmes mit K93.2-*.

Die genauen Definitionen der Stadien der einzelnen Organbeteiligungen richten sich nach klinischen Kriterien (nicht nach endoskopischen oder histologischen Kriterien) und sind durch eine Konsensus Konferenz festgelegt worden (siehe ICD-Verzeichnis).

Chronische GvHD

Die chronische GvHD tritt zwischen 2 und 18 Monaten nach allogener Stammzelltransplantation auf. Sie wird in 3 Schweregrade – mild, moderat und schwer – unterteilt, welche sich aus der Anzahl der betroffenen Organe und dem Schwergrad der Organmanifestation ergibt. Die Kodierung erfolgt mit dem Kreuz-Stern-System. Kreuzdiagnose (Primärkode) ist der Schweregrad der chronischen GvHD. Sterndiagnose (Sekundärkode) ist die jeweilige Organmanifestation aus den Organsystemen Haut, Mundschleimhaut, Bindegewebe, Leber, Verdauungstrakt, Genitaltrakt und Lunge. Im Folgenden sind exemplarisch nur einige Sekundärkodes für Lunge und Verdauungstrakt genannt:

K93.3.-* *Stadium der chronischen Verdauungstrakt-Graft-versus-Host-Krankheit*

K93.4-* *Stadium der chronischen Mundschleimhaut-Graft-versus-Host-Krankheit*

J99.2-* *Stadium der chronischen Lungen-Graft-versus-Host-Krankheit*

Auch bei der chronischen Graf-versus-Host-Krankheit sind die Definitionen der Stadien in Konsenskonferenzen erfolgt.

Die Festlegung des Schweregrads bei der chronischen Graft-versus-Host-Krankheit in Abhängigkeit der Stadien der Organbeteiligungen sind dem ICD-Verzeichnis zu entnehmen.

3.9 Weitere Themen

3.9.1 Im Krankenhaus erworbene Pneumonie

Entsprechend der aktuellen S3-Leitlinie von 2017 sind nosokomiale Pneumonien (= hospital-acquired pneumonia, HAP) definiert als Pneumonien, die *„frühestens 48 Stunden nach Krankenhausaufnahme auftreten und sich bei Hospitalisierung nicht in der Inkubation befanden. [...] Pneumonien, die in den ersten drei Monaten nach Krankenhausentlassung auftreten, werden ebenfalls als nosokomiale Infektionen gewertet"*.

Bei Krankenhäusern, welche zur externen Qualitätssicherung nach § 137 SGB V verpflichtet sind, ist bei der Kodierung der HAP für vollstationär behandelte erwachsene Patient*innen (> 18 Jahre) ein Sekundärkode anzugeben:

U69.01! Anderenorts klassifizierte, im Krankenhaus erworbene Pneumonie, die mehr als 48 Stunden nach Aufnahme auftritt

U69.04! Anderenorts klassifizierte, im Krankenhaus erworbene Pneumonie, die entweder bei Aufnahme besteht oder innerhalb von 48 Stunden nach Aufnahme auftritt

Im ICD10-GM wird darauf hingewiesen, dass die Kodierung nicht automatisch bedeutet, dass ein kausaler Zusammenhang zwischen der medizinischen Behandlung und dem Auftreten der Infektion existiert, es ist auch kein Synonym für ärztliches oder pflegerisches Verschulden.

3.9.2 Grippe durch bestimmte Influenzaviren

Für die Grippe durch Influenzaviren mit besonderer epidemiologischer Relevanz, der Influenza A/H1N1 Pandemie 2009 (Schweinegrippe) und der Influenza AH5N1 Epidemie (Vogelgrippe) stehen folgende Kodiermöglichkeiten zur Verfügung:

J09 Grippe durch zoonotische oder pandemische nachgewiesene Influenzaviren
J10.- Grippe durch saisonale nachgewiesene Influenzaviren

Zusätzlich soll für epidemiologische Zwecke eine Schlüsselnummer angegeben werden, um das Vorliegen eines bestimmten Virusstammes anzugeben:

U69.20! Influenza A/H1N1 Pandemie 2009 [Schweinegrippe]
U69.21! Influenza A/H5N1 Epidemie [Vogelgrippe]

3.9.3 SARS-CoV-2-Infektion/COVID

3.9.3.1 Diagnostische Testung

Für die diagnostische Testung der SARS-CoV-2-Infektion mittels PCR- und/oder Antigen-Testungen gibt es Zusatzentgelte (unabhängig vom Testergebnis). Daher muss jeder durchgeführte SARS-CoV-2 PCR- oder Antigen-Testes dokumentiert und in der Abrechnung erfasst werden. Die labordiagnostische Testung auf eine SARS-CoV-2-Infektion wird wie folgt abgebildet:

Z11 Spezielle Verfahren zur Untersuchung auf infektiöse und parasitäre Krankheiten
U99.0! Spezielle Verfahren zur Untersuchung auf SARS-CoV-2

3.9.3.2 Isolation (OPS Komplexbehandlung bei Besiedlung oder Infektion mit nicht multiresistenten isolationspflichtigen Erregern)

In Abhängigkeit vom Maß der Infektiosität, welche anhand der sog. CT-Zeit (= Anzahl an Messzyklen im PCR-Test, um das Coronavirus nachzuweisen) bestimmt wird, besteht die Indikation zur Isolierung der SARS-CoV-2 positiven Patient*innen. Der Aufwand bezüglich der Isolationsmaßnahmen wird über entsprechende OPS-Kodes zur Komplexbehandlung bei Infektion mit nicht multiresistenten isolationspflichtigen Erregern abgebildet (siehe unten). Voraussetzung für die Abrechnung der OPS für die Komplexbehandlung ist, dass die entsprechenden Struktur- und Mindestmerkmale erfüllt und dokumentiert sind (cave: Die Dokumentation der Mindestmerkmale ist häufiger Prüfgegenstand der Krankenkassen und des Medizinischen Dienstes). Je nach räumlich-baulichen Voraussetzungen der Station ist zu unterscheiden, ob die Voraussetzungen für eine „spezielle Isoliereinheit" gegeben sind oder nicht. Danach entscheidet sich, ob 8-98.g0- oder 8-98.g1- angewendet werden kann:

8-98.g0- Komplexbehandlung bei Besiedlung oder Infektion mit nicht multiresistenten isolationspflichtigen Erregern: Komplexbehandlung auf spezieller Isoliereinheit

8-98-g1- Komplexbehandlung bei Besiedlung oder Infektion mit nicht multiresistenten isolationspflichtigen Erregern: Komplexbehandlung auf nicht spezieller Isoliereinheit

Wurde eine Isolation durchgeführt, ohne dass diese indiziert war (z. B. bei negativem oder nicht isolationspflichtigem Testergebnis), kann der OPS-Kode für die Komplexbehandlung nicht kodiert werden. In diesen Konstellationen kann Z29.0 *Isolierung als prophylaktische Maßnahme* als Nebendiagnose mit aufgeführt werden, um den Aufwand abzubilden.

3.9.3.3 Wahl der Hauptdiagnose

Die Wahl der Hauptdiagnose bei einer SARS-CoV-2 Infektion richtet sich entsprechend der klinischen Situation. Die angegeben Beispiele gelten für Fälle, wo ein positives SARS-CoV-2 Testergebnis vorliegt. Bei allen Beispielen ist zusätzlich die diagnostische Testung auf SARS-CoV-2 zu kodieren, im Falle, dass diese im Rahmen des stationären Aufenthaltes durchgeführt wurde (siehe Kapitel 3.9.3.1 „Diagnostische Testung").

Wurde eine Isolation entsprechend der o. g. Kriterien durchgeführt, ist die OPS für die Komplexbehandlung mit aufzuführen (siehe Kapitel 3.9.3.2 „Isolation").

Beispiele für die Wahl der Hauptdiagnose

SARS-CoV-2 Infektion mit COVID Pneumonie:

J12.8	Pneumonie durch sonstige Viren
U07.1!	COVID-19, Virus nachgewiesen

SARS-CoV-2 Infektion ohne Pneumonie, aber mit respiratorischen Symptomen der unteren Atemwege (z. B. Husten):

J22	Akute Infektion der unteren Atemwege, nicht näher bezeichnet
U07.1!	COVID-19, Virus nachgewiesen
J20.8	Akute Bronchitis durch sonstige näher bezeichnete Erreger
U07.1!	COVID-19, Virus nachgewiesen

SARS-CoV-2 Infektion ohne Pneumonie, aber respiratorischen Symptomen der oberen Atemwege (z. B. Schnupfen):

J06.9	Akute Infektion der oberen Atemwege, nicht näher bezeichnet
U07.1!	COVID-19, Virus nachgewiesen

SARS-CoV-2 mit Symptomatik im nicht-respiratorischen System

Die Wahl der Hauptdiagnose bei Patient*innen, welche mit nicht klassischen respiratorischen Symptomen, sondern anderer Symptomatik infolge der SARS-CoV-2 Infektion stationär aufgenommen werden (z. B. gastrointestinale oder neurologische Symptome und Erkrankungen) ist teilweise schwierig. Zudem gibt es dazu keine klaren Empfehlungen.

In diesen Konstellationen kann die entsprechende Manifestation als Hauptdiagnose kodiert werden. Durch die Kombination mit dem Sekundärkode U07.1! *COVID-19, Virus nachgewiesen* kann die Genese durch die SARS-CoV-2 Infektion verdeutlicht werden.

A08.4 Virusbedingte Darminfektion, nicht näher bezeichnet
U07.1! COVID-19, Virus nachgewiesen

Asymptomatische SARS-CoV-2 Infektion

Asymptomatische SARS-CoV-2 Infektionen, welche als Zufallsbefund im Rahmen des Aufnahmescreenings auffallen, können als Nebendiagnose mit dem Kode Z22.8 *Keimträger sonstiger Infektionskrankheiten* abgebildet werden, insofern ein Aufwand im Sinne der Kodierrichtlinien für die Nebendiagnosekriterien bestand (z. B. Aufwand durch eine Isolierung; Verschlechterung der Grunderkrankung durch die gleichzeitig bestehende SARS-CoV-2 Infektion).

Z22.8 Keimträger sonstiger Infektionskrankheiten
U07.1! COVID-19, Virus nachgewiesen

3.9.4 Sepsis

Zur Kodierung der Sepsis stehen in den Kapiteln I sowie XIX (mit T beginnende Kodes) des ICD-Verzeichnisses spezifische Kodes zur Verfügung. Bei einer Sepsis sollte die auslösende Infektion (z. B. Cholangitis, Peritonitis, Pneumonie, Harnwegsinfektion) zusätzlich zum Sepsis-Kode kodiert werden. Die Sepsis kann als Hauptdiagnose kodiert werden, wenn diese bereits zum Aufnahmezeitpunkt bestand oder sich binnen weniger Stunden nach Aufnahme eine fulminante Sepsis entwickelt hat. In den anderen Fällen ist die Sepsis meist Nebendiagnose.

Entsprechend der dritten internationalen Konsensusdefinition wird die Sepsis als lebensbedrohliche *Organdysfunktion* infolge einer fehlregulierten Immunantwort auf eine *Infektion* definiert. Zur Erfassung der Organdysfunktion wird der **Sequential Organ Failure Assessment (SOFA) Score** verwendet. Der SOFA-Score beinhaltet sechs Organsysteme: Atmung, Gerinnung, Leber, Kreislauf, Zentrales Nervensystem und Niere. Die Dysfunktion des jeweiligen Organsystems wird in fünf Schweregrade (0–4) eingestuft, die den Punktwerten zur Berechnung des SOFA-Wertes entsprechen (siehe Tabelle).

Bei einer vermuteten oder nachgewiesenen Infektion mit einer **Veränderung des SOFA-Score von ≥ 2 Punkten** (d. h. einer oder mehreren Organdysfunktionen), **sind die Kriterien für die Diagnosestellung und Kodierung der Sepsis erfüllt**.

Dementsprechend ist seit 2020 das Systemic inflammatory response syndrome (SIRS) keine Voraussetzung mehr, um eine Sepsis kodieren zu können. Selbstverständlich kann ein SIRS weiterhin kodiert werden, wenn die Kriterien des SIRS (siehe unten) erfüllt sind.

Ebenfalls ist die Abnahme von Blutkulturen keine Voraussetzung für die Kodierbarkeit einer Sepsis, wenngleich die Abnahme von Blutkulturen medizinisch sinnvoll und für Therapieentscheidungen wichtig ist.

Bei fehlenden Vorerkrankungen der Organsysteme geht man von einer SOFA-Baseline von 0 Punkten aus. Es ist somit zu beachten, dass sich der Ausgangswert von 0 Punkten auf Patient*innen ohne vorbekannte Organdysfunktion bezieht. Das heißt, dass die Bewertung eines Organsystems bei vorbestehender Dysfunktion des entsprechenden Organsystems nur eingeschränkt vorgenommen werden kann bzw. bei vorbekannten Organdysfunktionen die Veränderung des SOFA-Scores im Vergleich zum Ausgangswert berechnet werden muss, z. B. bei vorbekannter Bilirubinämie oder Thrombozytopenie infolge höhergradiger Leberzirrhose oder anderer Erkrankungen. Es gibt auch Konstellationen, wo Organsysteme gar nicht für die Berechnung des SOFA-Scores genutzt werden können, z. B. die Glasgow Coma Scale bei Wachkoma-Patient*innen.

Weiterhin ist anzumerken, dass es sich bei der Beurteilung des Atmungssystems nicht alleinig um eine Sauerstoffpflichtigkeit bzw. den Abfall des arteriellen Sauerstoffpartialdruckes handelt, sondern um den Oxygenierungsindex (= Horovitz-Quotient = p_aO_2/F_iO_2), welcher nicht bei allen Blutgasanalysen regelhaft bestimmt, sondern mitunter separat errechnet werden muss.

SOFA-Score[1]		Score				
Organsystem		**0**	**1**	**2**	**3**	**4**
Atmung	p_aO_2/F_iO_2, mmHg (kPa)	≥400 (53,3)	<400 (53,3)	<300 (40)	<200 (26,7)	<100 (13,3)
Gerinnung	Thrombozyten, x103/µL	≥150	<150	<100	<50	<20
Leber	Bilirubin, mg/dL (µmol/L)	<1,2 (20)	1,2-1,9 (20-32)	2,0-5,9 (33-101)	6,0-11,9 (102-204)	>12,0 (204)
Kreislauf	Mittlerer arterieller Blutdruck oder Katecholamine	≥70 mmHg	<70 mmHg	Dopamin<5 oder Dobutamin[2]	Dopamin 5,1-15 od. Adrenalin/ Noradrenalin[2] ≤0,1	Dopamin >15 od. Adrenalin/ Noradrenalin[2] >0,1
ZNS	Glasgow Coma Scale	15	13-14	10-12	6-9	<6
Niere	Kreatinin, mg/dL (µmol/L) oder Urinausscheidung, mL/Tag	<1,2 (110)	1,2-1,9 (110-170)	2,0-3,4 (171-299)	3,5-4,9 (300-440) oder <500	>5,0 (440) oder <200

1 nach Vincent et Al. 1996. Working Group on Sepsis-Related Problems of the European Society of Intensive Care Medicine. The SOFA (Sepsis-related Organ Failure Assessment) score to describe organ dysfunction/failure. IntensivCare Med. 22 (7): 707-710
2 verabreichte Katecholamin-Dosen in µg/kg/min für mindestens 1 Stunde

Die einzelnen Organkomplikationen sind zusätzlich zur Sepsis zu kodieren:

N17.9-	Akutes Nierenversagen, nicht näher bezeichnet {ohne Vorliegen eines histologischen Befundes}
F05.0	Delir ohne Demenz
G94.32*	Septische Enzephalopathie
G93.4	Sonstige Krankheiten des Gehirns: Enzephalopathie, nicht näher bezeichnet

D69.57	Sonstige sekundäre Thrombozytopenien, als transfusionsrefraktär bezeichnet
D69.58	Sonstige sekundäre Thrombozytopenien, nicht als transfusionsrefraktär bezeichnet
D65.1	Disseminierte intravasale Gerinnung [DIG, DIC]
J96.00	Akute respiratorische Insuffizienz, anderenorts nicht klassifiziert: Typ I [hypoxisch]
J96.01	Akute respiratorische Insuffizienz, anderenorts nicht klassifiziert: Typ II [hyperkapnisch]
E87.2	Azidose
R57.2	Septischer Schock

Der Septische Schock (R57.2) als schwerste Verlaufsform der Sepsis muss zusätzlich mit kodiert werden. Ein septischer Schock liegt vor, wenn trotz adäquater Volumengabe eine Hypotonie vorliegt, welche nicht durch andere Ursachen zu erklären ist und ein Laktat > 2 mmol/L im Blut nachgewiesen wurde. Hypotonie ist hierbei definiert als systolischer arterieller Blutdruck < 65 mg oder notwendiger Vasopressoreneinsatz für mindestens eine Stunde, um den systolischen arteriellen Blutdruck > 90 mmHg oder den arteriellen Mitteldruck > 65 mmHg zu halten.

Fallbeispiele zur Kodierung der Sepsis sind im Anschluss an das folgende Kapitel (siehe Kapitel 3.9.5 „Systemisches inflammatorisches Response-Syndrom (SIRS)") aufgeführt.

Um den zeitlichen Bezug einer Sepsis/eines septischen Schocks zur stationären Krankenhausaufnahme für erwachsene Personen (18 Jahre und älter) anzugeben, sind nun ICD- Sekundärkodes zur Differenzierung in „nosokomial" und „nicht nosokomial" zu kodieren.

U69.80!	Nicht-nosokomiale Sepsis [Sepsis, vor dem dritten Kalendertag der Krankenhausaufnahme auftretend]
U69.81!	Nosokomiale Sepsis [Sepsis, ab dem dritten Kalendertag der Krankenhausaufnahme auftretend]
U69.82!	Sepsis mit unklarem Zeitpunkt des Beginns mit Bezug zur Krankenhausaufnahme

U69.83! Nicht-nosokomialer septischer Schock [Septischer Schock, vor dem dritten Kalendertag der Krankenhausaufnahme auftretend]

U69.84! Nosokomialer septischer Schock [Septischer Schock, ab dem dritten Kalendertag der Krankenhausaufnahme auftretend]

U69.85! Septischer Schock mit unklarem Zeitpunkt des Beginns mit Bezug zur Krankenhausaufnahme

3.9.5 Systemisches inflammatorisches Response-Syndrom (SIRS)

Besteht eine systemische Entzündungsantwort, d. h. sind die Kriterien eines systemic inflammatory reponse syndrom (SIRS) erfüllt, kann SIRS zu jeder Infektion (R65.0!, R65.01!) oder Erkrankung mit systemsicher Entzündungsantwort (R65.2!, R65.3!) kodiert werden.

R65.0! Systemisches inflammatorisches Response-Syndrom [SIRS] infektiöser Genese ohne Organkomplikationen

R65.1! Systemisches inflammatorisches Response-Syndrom [SIRS] infektiöser Genese mit Organkomplikationen

R65.2! Systemisches inflammatorisches Response-Syndrom [SIRS] nichtinfektiöser Genese ohne Organkomplikationen

R65.3! Systemisches inflammatorisches Response-Syndrom [SIRS] nichtinfektiöser Genese mit Organkomplikationen

Im Falle, dass bei einer Sepsis zusätzlich zu den SOFA-Kriterien die SIRS-Kriterien erfüllt sind, kann SIRS R65.1! *Systemisches inflammatorisches Response-Syndrom [SIRS] infektiöser Genese mit Organkomplikationen* als Sekundärkode zur Sepsis kodiert werden.

R65.0! *Systemisches inflammatorisches Response-Syndrom [SIRS] infektiöser Genese ohne Organkomplikationen* darf nicht mit einer Sepsis gekoppelt werden, da dieser Sekundärkode keine Organdysfunktion beinhaltet, die Organdysfunktion (vergleiche SOFA-Score) aber zwingend für die Diagnose der Sepsis ist.

R65.0! *Systemisches inflammatorisches Response-Syndrom [SIRS] infektiöser Genese ohne Organkomplikationen* kann jedoch in Verbindung mit einer Infektion, welche eine systemische Entzündungsantwort hervorgerufen hat, kodiert werden. Die das SIRS auslösende Erkrankung ist als Primärkode zu kodieren (siehe Beispiel 1).

Die bis 2019 angewendeten Regeln zur Kodierung eines SIRS sind seit 2020 nicht mehr gültig. Aktuell fehlen genauere Vorgaben für die Kodierung eines SIRS, weshalb sich an den ursprünglichen Veröffentlichungen zum SIRS zu orientieren ist.

Die Kriterien für ein SIRS sind folgende:

- Fieber (≥ 38,0°C) oder Hypothermie (≤ 36,0°C), zentral gemessen
- Herzfrequenz ≥ 90/min
- Atemfrequenz ≥ 20/min oder Hyperventilation mit pCO2 ≤ 33 mmHg (4,3 kPa)
- Leukozyten ≥ 12.000 oder ≤ 4.000/µl oder ≥ 10 % unreife Neutrophile

Es müssen zwei von den vier SIRS-Kriterien erfüllt sein, damit ein SIRS kodiert werden kann.

Beispiel 1

Patient wird mit Bauchschmerzen, Ikterus und hohem Fieber (39°C) aufgenommen. Schmerzgeplagt, redet wenig, ist aber voll orientiert und reagiert adäquat. Keine Vorerkrankungen bekannt.

Befunde:

- Sonographie: Choledocholithiasis, signifikante Gallenwegserweiterung (DHC 12 mm, intra-hepatische Gallenwege erweitert bis 6 mm)

- Labor: Leukozytose (15 GPt/L), Thrombozytopenie (140 GPT/L), CRP-Erhöhung (150 g/dL), Kreatinin normwertig (109 µmol/l (1,23 mg/dL)), Bilirubin gering erhöht (28 µmol/L (1,64 mg/dL)), pO_2 normwertig (12 kPa (90 mmHg)), sO_2 96 %, Herzfrequenz 110/min, RR 100/70 mmHg (= mittlerer arterieller Druck 83 mmHg), Atemfrequenz 24/min, Temperatur 39°C

Therapie:

- intravenöse Volumentherapie, antibiotische Therapie
- ERC mit Steinextraktion, Konkrementbergung, es läuft eitrige Galleflüssigkeit ab

K80.31	Cholelithiasis: Gallengangsstein mit Cholangitis: Mit Gallenwegsobstruktion
R65.0!	Systemisches inflammatorisches Response-Syndrom [SIRS] infektiöser Genese ohne Organkomplikationen
1-640	Diagnostische retrograde Darstellung der Gallenwege
5-513.1	Endoskopische Operationen an den Gallengängen: Inzision der Papille (Papillotomie)
5-513.20	Endoskopische Operationen an den Gallengängen: Steinentfernung: Mit Körbchen

Anmerkungen

Eine Sepsis kann nicht kodiert werden, da die SOFA-Kriterien nicht erfüllt sind (1 Punkt für Thrombozyten unter 150 GPt/l, kein Punkt für Bilirubin, da es nicht durch eine mögliche Sepsis, sondern durch die Galleabflussstörung entstanden ist). Alle 4 SIRS-Kriterien sind erfüllt, jedoch ist keine Organkomplikation eingetreten.

Der quickSOFA-Score (qSOFA) kann als Score zur Erkennung einer drohenden Sepsis verwendet werden. 2 der 3 folgenden Kriterien müssen vorliegen: Atemfrequenz ≥ 22/min, verändertes Bewusstsein, Glasgow Coma Score < 15, systolischer Blutdruck ≤ 100 mmHg. Eine Sepsis kann nicht kodiert werden, auch wenn der qSOFA erfüllt ist, der lediglich eine drohende Sepsis abbildet.

Beispiel 2

Patientin wird mit Bauchschmerzen, Ikterus und hohem Fieber (39°C) aufgenommen. Patientin ist somnolent, öffnet die Augen auf Ansprache und reagiert orientiert auf Ansprache.

Befunde:

- Sonographie: Choledocholithiasis, signifikante Gallenwegserweiterung (DHC 12 mm, intra-hepatische Gallenwege erweitert bis 6 mm)
- Glasgow Coma Scale 14 Punkte
- Labor: Leukozytose (20 GPt/L), Thrombozytopenie (140 GPT/L), CRP-Erhöhung (150 g/dL), akutes Nierenversagen (Kreatinin 230 µmol/L (2,6 mg/dL)), Bilirubin gering (44 µmol/L (2,57 mg/dL)), AP und Gamma-GT erhöht, pO_2 normwertig (11 kPa (85 mmHg)), Sättigung 94 %, Herzfrequenz 110/min, RR 100/70 mmHg (= mittlerer arterieller Druck 83 mmHg), Atemfrequenz 18/min, Temperatur 39°C

Therapie:

- intravenöse Volumentherapie, antibiotische Therapie
- ERC mit Steinextraktion, Konkrementbergung, es läuft eitrige Galleflüssigkeit ab

Verlauf:

- Verbesserung des Allgemeinzustandes mit kompletter Regredienz der Nierenfunktions-verschlechterung und Thrombozytopenie nach endoskopischer Entfernung der Konkremente, antibiotischer Therapie und Volumengabe. Thrombozytopenie und Nierenfunktionsverschlechterung wurden im Rahmen der Cholangiosepsis gewertet

A41.9	Sonstige Sepsis: Sepsis, nicht näher bezeichnet
U69.80!	Nicht-nosokomiale Sepsis
K80.31	Gallengangsstein mit Cholangitis: Mit Gallenwegsobstruktion
N17.92	Akutes Nierenversagen, nicht näher bezeichnet: Stadium 2
1-640	Diagnostische retrograde Darstellung der Gallenwege
5-513.1	Endoskopische Operationen an den Gallengängen: Inzision der Papille (Papillotomie)
5-513.20	Endoskopische Operationen an den Gallengängen: Steinentfernung: Mit Körbchen

Anmerkungen

Eine Sepsis kann kodiert werden, da die SOFA-Kriterien erfüllt sind: Akutes Nierenversagen Stadium 2 (Kreatinin 230 µmol/L (2,6 mg/dL) = 2 Punkte), Thrombozytopenie unter 150 Gpt/L (1 Punkt) sowie bei Aufnahme Vigilanzminderung mit Somnolenz (GCS 14 Punkte = SOFA-Score 1 Punkt). Somit kann bei einem SOFA-Score von ≥ 2 Punkten (*sowie* klinischem Bild der Sepsis (!) mit Fokus im Bereich der Gallenwege) eine Sepsis kodiert werden. Die Kriterien für ein SIRS sind in diesem Fall nicht erfüllt.

Beispiel 3

Pat. mit gürtelförmigen starken Bauchschmerzen (NRS 9/10), Übelkeit und Erbrechen, regelmäßiger Alkoholkonsum von 7 Flaschen Bier pro Tag und hin und wieder 1 bis 2 Gläser Schnaps

Befunde:

- Klinische Untersuchung: prall-elastisches, geblähtes Abdomen
- Temperatur 38,3°C, Herzfrequenz 95/min, AF 22/min, RR 100/70 mmHg
- Labor: Lipase 4-fach erhöht, Leukozytose (13 GPt/L), CRP 200 g/dL, γGT 5-fach erhöht
- Sonographie: aufgetriebener ödematöser Pankreaskopf
- vorbekannte chronische Pankreatitis ethyltoxischer Genese

Verlauf:

- Volumentherapie und Analgesie, Alkoholabstinenz
- Verbesserung des Allgemeinzustandes mit kompletter Regredienz der Symptomatik

K85.20	Alkoholinduzierte akute Pankreatitis: Ohne Angabe einer Organkomplikation
R65.2!	Systemisches inflammatorisches Response-Syndrom [SIRS] nichtinfektiöser Genese ohne Organkomplikationen
K86.0	Alkoholinduzierte chronische Pankreatitis
F10.1	Psychische Verhaltensstörungen durch Alkohol: Schädlicher Gebrauch

Anmerkungen

Es besteht ein akuter Schub einer chronischen Pankreatitis ethyltoxischer Genese. Die stark erhöhten Entzündungsparameter sind im Rahmen der akuten Pankreatitis zu werten. Eine Sepsis liegt nicht vor, da die SOFA-Kriterien nicht erfüllt sind. Jedoch besteht aufgrund der schweren Pankreatitis ein Systemisches inflammatorisches Response-Syndrom (SIRS) *nichtinfektiöser* Genese. Die erhöhten Entzündungsparameter im Rahmen der akuten Pankreatitis haben häufig ihre Ursache in der Entzündungsreaktion des Pankreas, die aufgrund der Organschädigung und damit verbundener Freisetzung von proteolytischen Verdauungsenzymen ausgelöst wird und kommen nicht durch eine Infektion.

3.9.6 Nebenwirkung der Steroidtherapie

E24.2	Arzneimittelinduziertes Cushing-Syndrom
G72.0	Arzneimittelinduzierte Myopathie
M81.4-	Arzneimittelinduzierte Osteoporose
M80.4-	Arzneimittelinduzierte Osteoporose mit pathologischer Fraktur
R73.9	Hyperglykämie, nicht näher bezeichnet

Y57.9!	Komplikationen durch Arzneimittel oder Drogen {Arzneimittelinduzierte Entgleisung eines Diabetes mellitus (5. Stelle: .x1 „als entgleist bezeichnet")}
E10.x1 – E13.x1	Diabetes mellitus: Als entgleist bezeichnet
Y57.9!	Komplikationen durch Arzneimittel oder Drogen {Arzneimittelinduzierte Entgleisung eines Diabetes mellitus (5. Stelle: .x1 „als entgleist bezeichnet")}
E13.-	Sonstiger näher bezeichneter Diabetes mellitus {u. a. steroidinduzierter Diabetes mellitus}

Blutzuckerentgleisungen aufgrund einer Prednisolon-Therapie bei *nicht* vorbekanntem bzw. bestehendem Diabetes mellitus werden wiefolgt kodiert:

R73.9	Hyperglykämie, nicht näher bezeichnet
Y57.9!	Komplikationen durch Arzneimittel oder Drogen

Nur wenn sich durch die Kortikoid-Therapie ein Diabetes mellitus erstmanifestiert und eine steroidinduzierte Genese angenommen wird, wird der Diabetes mit E13.- *Sonstiger näher bezeichneter Diabetes mellitus* kodiert.

Bei einer Infektion, die aufgrund einer Immunsuppression auftrat oder in ihrem Verlauf durch die Immunsuppression (z. B. Nebenwirkungen einer Steroidtherapie/Therapie mit Immunsuppressiva) beeinflusst wurde, sollte neben den spezifischen Schlüsseln der Infektion auch die Immunsuppression mit folgendem Kode angegeben werden:

D90	Immunkompromittierung nach Bestrahlung, Chemotherapie und sonstigen immunsuppressiven Maßnahmen

Zeigt sich bei der Patientin/dem Patienten eine Agranulozytose (= Neutrophile < 0,5G/l) oder mäßig bis schwache Neutropenie (= Neutrophile > 0,5 < 1,5 G/l) kann diese als Nebendiagnose kodiert werden, wenn die Nebendiagnosendefinition erfüllt ist. Ein erhöhter diagnostischer oder therapeutischer Aufwand besteht beispielsweise, wenn eine Knochenmarkpunktion durchgeführt oder die Gabe von Antiinfektiva oder Wachstumsfaktoren (z. B. G-CSF) erfolgte, durch Isolation oder einen erhöhten Pflegeaufwand. Die alleinige Bestimmung des Differentialblutbildes rechtfertigt nicht die Kodierung der Neutropenie.

Für die arzneimittelinduzierten Agranulozytosen nach z. B. Chemotherapie gibt es spezifische Kodes, je nachdem, wie viele Tage die Agranulozytose (Neutrophile < 0,5 G/l oder Leukozyten < 1,0 nl Blut) bestand (D70.1-). Dabei können die Tage, an denen eine Agranulozytose bestand, aufsummiert werden, auch wenn sie durch Tage ohne Agranulozytose unterbrochen wurden.

Agranulozytosen, welche durch eine Leukämie bzw. Neoplasien des blutbildenden Systems verursacht wurden, werden mit D70.3 *Sonstige Agranulozytose* verschlüsselt.

Agranulozytosen infolge von anderen Neoplasien oder aufgrund von Hypersplenismus sollten mit D70.6 *Sonstige Neutropenie* verschlüsselt werden.

3.9.7 Funktionseinschränkungen

Funktionseinschränkungen können zusätzlich zur Grunderkrankung dokumentiert werden. Dabei ist zu beachten, dass die entsprechenden standardisierten Testverfahren (motorischer FIM, oder (erweiterter) Barthel-Index) innerhalb der ersten fünf stationären Behandlungstage eingesetzt worden sein müssen. Bei veränderten Werten ist der höchste Punktwert zu verschlüsseln.

U50.-	Motorische Funktionseinschränkung {Barthel-Index, Motorischer FIM}
U51.-	Kognitive Funktionseinschränkung
U52.-	Frührehabilitations-Barthel-Index [FRB]

Der Kode R26.3 *Störungen des Ganges und der Mobilität: Immobilität* umfasst das Angewiesensein auf einen (Kranken-)Stuhl wie auch die Bettlägerigkeit. Die Durchführung eines standardisierten Testverfahrens ist hier nicht notwendig.

4 Verschlüsselung von Prozeduren

4.1 Diagnostische Verfahren

4.1.1 Diagnostische Endoskopie des oberen Verdauungstraktes

1-630.0 Diagnostische Ösophagoskopie: Mit flexiblem Instrument

1-630.1 Diagnostische Ösophagoskopie: Mit starrem Instrument

1-631.0 Diagnostische Ösophagogastroskopie: Bei normalem Situs

1-631.1 Diagnostische Ösophagogastroskopie: Bei Anastomosen an Ösophagus und/oder Magen

1-631.x Diagnostische Ösophagogastroskopie: Sonstige {Inkl.: bei Lageanomalie}

1-632.0 Diagnostische Ösophagogastroduodenoskopie: Bei normalem Situs

1-632.1 Diagnostische Ösophagogastroduodenoskopie: Bei Anastomosen an Ösophagus, Magen und/oder Duodenum

1-632.x Diagnostische Ösophagogastroduodenoskopie: Sonstige {Inkl.: bei Lageanomalie}

1-635.0 Diagnostische Jejunoskopie: Bei normalem Situs

1-635.1 Diagnostische Jejunoskopie: Bei Anastomosen an Ösophagus, Magen und/oder Dünndarm

1-635.x Diagnostische Jejunoskopie: Sonstige {Inkl.: bei Lageanomalie}

1-636.0 Diagnostische Intestinoskopie (Endoskopie des tiefen Jejunums und Ileums): Einfach (durch Push-Technik)

1-636.1 Diagnostische Intestinoskopie (Endoskopie des tiefen Jejunums und Ileums): Durch Push-and-pull-back-Technik {Doppel- oder Single-Ballon}

1-636.2 Diagnostische Intestinoskopie (Endoskopie des tiefen Jejunums und Ileums): Durch motorisierte Spiral-Endoskopie
1-63a Kapselendoskopie des Dünndarms
1-63b Chromoendoskopie des oberen Verdauungstraktes

Diagnostische Endoskopie des oberen Verdauungstraktes über ein Stoma

1-638.- Diagnostische Endoskopie des oberen Verdauungstraktes über ein Stoma
1-638.0 Diagnostische Ösophagoskopie
1-638.1 Diagnostische Ösophagogastroduodenoskopie
1-638.2 Diagnostische Gastroskopie
1-638.3 Diagnostische Duodenoskopie
1-638.4 Diagnostische Jejunoskopie

4.1.2 Diagnostische Endoskopie des unteren Verdauungstraktes

1-650.0 Diagnostische Koloskopie: Partiell
1-650.1 Diagnostische Koloskopie: Total, bis Zäkum
1-650.2 Diagnostische Koloskopie: Total, mit Ileoskopie
1-651 Diagnostische Sigmoideoskopie
1-653 Diagnostische Proktoskopie
1-654.0 Diagnostische Rektoskopie: Mit flexiblem Instrument
1-654.1 Diagnostische Rektoskopie: Mit starrem Instrument

Diagnostische Endoskopie des unteren Verdauungstraktes über ein Stoma

1-652.0 Diagnostische Endoskopie des Darmes über ein Stoma: Ileoskopie
1-652.1 Diagnostische Endoskopie des Darmes über ein Stoma: Koloskopie
1-652.2 Diagnostische Endoskopie des Darmes über ein Stoma: Sigmoideoskopie

1-652.3	Diagnostische Endoskopie des Darmes über ein Stoma: Proktoskopie
1-652.4	Diagnostische Endoskopie des Darmes über ein Stoma: Rektoskopie
1-655	Chromoendoskopie des unteren Verdauungstraktes
1-656	Kapselendoskopie des Kolons

Für die Durchführung der Endoskopie des unteren Verdauungstraktes mit einem Ballonenteroskop oder einem motorisierten Spiralenteroskop stehen Zusatzkodes zur Verfügung, die zusätzlich zu den Kodes aus 1-65 anzugeben sind.

1-657	(Ileo-)Koloskopie durch Push-and-pull-back-Technik
1-658	(Ileo-)Koloskopie durch motorisierte Spiral-Endoskopie

Beispiel

Bei einer Patientin wird die Ileo-Koloskopie mit einem Spiralenteroskop durchgeführt, um eine Läsion im Ileum zu erreichen. Es wird allerdings nur das Zäkum erreicht.

1-650.1	Diagnostische Koloskopie: Total, bis Zäkum
1-658	(Ileo-)Koloskopie durch motorisierte Spiral-Endoskopie

Anmerkung

Unabhängig davon, ob es gelingt, die Läsion im Ileum zu erreichen, ist der Zusatzkode anzugeben.

4.1.3 Diagnostische Endoskopie der Gallen- und Pankreaswege

Prozeduren im Bereich von Gallenwegen und Pankreas sind zum einen die diagnostische und in den meisten Fällen auch gleichzeitig therapeutische endoskopisch retrograde Cholangiographie (ERC) oder Pankreatikographie (ERP). In vielen Fällen werden beide Gangsysteme dargestellt (ERCP). Werden mittels eines schmalkalibrigen Endoskops die Gallenwege oder der Pankreasgang visuell dargestellt und der Zugangsweg über Mund, Magen und Duodenum gewählt, so handelt es sich um eine perorale Cholangioskopie (POCS, 1-643.x) oder um eine perorale Pankreatikoskopie (POPS, 1-644).

Der Zugang zu den Gallenwegen ist in wenigen Fällen nicht retrograd (gegenläufig zur Flussrichtung der Galle) über die Papille möglich. In diesen Situationen kann – meist in therapeutischer Intention – ein perkutaner (perkutane, transhepatische Cholangiographie, PTC) oder auch ein endosonographischer transgastraler oder transduodenaler Zugang gewählt werden. Es kann in besonderen Fällen dann auch perkutan eine Cholangioskopie über den perkutanen Zugangsweg durchgeführt werden (1-695.4x).

1-640	Diagnostische retrograde Darstellung der Gallenwege
1-641	Diagnostische retrograde Darstellung der Pankreaswege
1-642	Diagnostische retrograde Darstellung der Gallen- und Pankreaswege
1-643	Diagnostische direkte Endoskopie der Gallenwege [duktale Endoskopie] [POCS]
1-643.2	Cholangioskopie der Gallenwege distal der Hepatikusgabel Inkl.: Cholangioskopie der extrahepatischen Gallenwege
1-643.3	Cholangioskopie der Gallenwege proximal der Hepatikusgabel Inkl.: Cholangioskopie der intrahepatischen Gallenwege
1-644	Diagnostische direkte Endoskopie des Pankreasganges [duktale Endoskopie] [POPS]
1-645	Zugang durch retrograde Endoskopie
1-646	Diagnostische Endoskopie der Gallen- und Pankreaswege bei anatomischer Besonderheit
1-647	Verwendung eines Einmal-Duodenoskops
1-695.-	Diagnostische Endoskopie des Verdauungstraktes durch Inzision und intraoperativ

1-695.43 Perkutan-transhepatisch mit normalkalibrigem Cholangioskop (Außendurchmesser > 4 mm)

1-695.44 Perkutan-transhepatisch mit kleinkalibrigem Cholangioskop (Außendurchmesser ≤ 4 mm)

Erläuterung zu 1-643: Die diagnostische direkte Endoskopie der Gallenwege wird nochmal danach differenziert, ob nur die „extrahepatischen" Gallenwege distal der Hepatikusgabel eingesehen werden, oder auch die größtenteils im Leberparenchym „intrahepatisch" verlaufenden Gallenwege proximal der Hepatikusgabel (Aufteilung in rechten und linken Gallengang (D. hep. dexter/sinister)). Die Bezeichnung distal und proximal richtet sich dabei nach der Fließrichtung der Galleflüssigkeit, welche in der Leber gebildet und über die Gallenwege bis in den D. hepaticus communis fließt. Von dort wird ein Teil in der Gallenblase gespeichert und/oder direkt über den D. choledochus in das Duodenum abgegeben.

Topographie Hepatobiliäres System

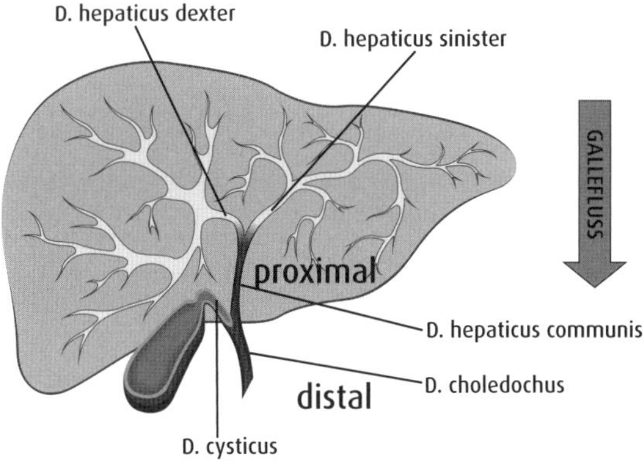

Quelle: © Stocker_team/Shutterstock.com

Erläuterung zu 1-645 *Zugang durch retrograde Endoskopie* : Dies ist ein Zusatzkode zur durchgeführten ERCP. Dieser kann ausschließlich verwendet werden, um die aufgrund von Voroperationen (z. B. nach partieller Pankreatoduodenektomie, bei Roux-Y-Anastomose nach totaler oder partieller Gastrektomie) retrograd (von weiter aboral gelegenen Darmabschnitten in Richtung weiter oral gelegener Darmabschnitte) durchgeführte Endoskopie zur diagnostischen Untersuchung der Gallen- oder Pankreaswege zu verschlüsseln.

Erläuterung zu 1-647 *Verwendung eines Einmalduodenoskops*: Dies ist ein Zusatzkode der nur bei retrograder Darstellung der Gallen- und/oder Pankreaswege (OPS 1-640 – 1-642) angeführt werden darf. Die vollständige Beseitigung bakterieller Kontamination von wiederverwendbaren flexiblen Duodenoskopen ist trotz intensiver und strenger Reinigungs- und Wiederaufbereitungsverfahren nicht immer sicher gewährleistet. Einmal-Duodenoskope können eingesetzt werden, um immunsupprimierte Patient*innen vor Infektionen zu schützen und um die Weitergabe von bekannten multiresistenten Keimen bei der ERCP damit besiedelter Patient*innen zu verhindern.

4.1.4 Endoskopie multipler Gebiete

Bei der Verschlüsselung der Endoskopie multipler Gebiete über nur einen Zugang wird der Kode für das am tiefsten eingesehene Gebiet verwendet. Erfolgen beispielsweise eine diagnostische Jejunoskopie und eine Endoskopie des Magens, wird ausschließlich der Kode für die Jejunoskopie verschlüsselt. Die Gastroskopie wird nicht zusätzlich verschlüsselt.

4.1.5 Push(-and-Pull)-Technik und Spiral-Endoskopie

Mit Push-Technik bezeichnet man die konventionelle Endoskopie: Das Enteroskop wird im Darmlumen mit Schub (push) vorgeschoben. Speziell bei der Dünndarm-Endoskopie wird es bis zu einer Biegung im Dünndarm vorgeschoben; seine Spitze wird durch Abwinkelung eingehakt, anschließend wird das Gerät durch Rückzug soweit gestreckt, dass der abgewinkelte Darmabschnitt gerade gezogen und die Spitze wieder vorgeschoben werden kann.

Bei der Push-and-Pull-Back-Technik oder Single-/Doppelballon-Enteroskopie verwendet der Arzt ein Endoskop mit einem sogenannten Übertubus, an dem ein oder zwei Ballons angebracht sind, mit Hilfe derer der Übertubus im Darmlumen fixiert werden kann und so das Endoskop weiter in den Dünndarm geschoben werden kann.

Bei der motorisierten Spiral-Endoskopie wird eine sich drehende, wechselbare Spirale auf ein wiederverwendbares flexibles Endoskop montiert, womit der Dünndarm quasi aufgefädelt wird. Nach ersten Erfahrungen kann damit innerhalb kürzester Zeit ein Großteil des Dünndarms eingesehen und für therapeutische Zwecke erreicht werden.

4.1.6 Endosonographie

Die Endosonographie als solitäre Untersuchungsmethode wird mit den nachfolgenden Kodes verschlüsselt. Es ist dabei zu beachten, dass jeweils das oder die Zielorgane der Untersuchung zu kodieren sind; Organe, die zwar im Blickfeld sind aber nicht befundet werden, sollten nicht angegeben werden:

3-050	Endosonographie von Mundhöhle und Hypopharynx
3-051	Endosonographie des Ösophagus
3-053	Endosonographie des Magens
3-054	Endosonographie des Duodenums
3-055.0	Endosonographie der Gallenwege und der Leber: Gallenwege
3-055.1	Endosonographie der Gallenwege und der Leber: Leber
3-056	Endosonographie des Pankreas
3-057	Endosonographie des Kolons
3-058	Endosonographie des Rektums

3-05a	Endosonographie des Retroperitoneums
3-030	Komplexe differenzialdiagnostische Sonographie mit Kontrastmittel {Endosonographie mit Kontrastmittel}
3-034	Komplexe differenzialdiagnostische Sonographie mittels Tissue Doppler Imaging [TDI] und Verformungsanalysen von Gewebe [Speckle Tracking] {Endosonographie parenchymatöser Organe mit Elastographie}

Darüber hinaus werden verschiedene Untersuchungen/Interventionen unter endosonographischer Steuerung vorgenommen. Zur Kodierung dieser Maßnahmen existieren Kodes, die die Endosonographie im Kode-Text beinhalten:

1-445	Endosonographische Feinnadelpunktion am oberen Verdauungstrakt
1-446	Endosonographische Feinnadelpunktion am unteren Verdauungstrakt
1-447	Endosonographische Feinnadelpunktion am Pankreas
1-448.0	Endosonographische Feinnadelpunktion am hepatobiliären System: Leber
1-448.1	Endosonographische Feinnadelpunktion am hepatobiliären System: Gallengänge

Bei Maßnahmen, deren Kodes die Endosonographie nicht im Kode-Text beinhalten, muss die endosonographische Steuerung zusätzlich mit einem Kode aus 3-05 kodiert werden:

1-426.-	(Perkutane) Biopsie an Lymphknoten, Milz und Thymus mit Steuerung durch bildgebende Verfahren
1-426.3	Lymphknoten, mediastinal
1-426.4	Lymphknoten, paraaortal
1-426.a	Lymphknoten, mesenterial
1-442.-	Perkutane Biopsie an hepatobiliärem System und Pankreas mit Steuerung durch bildgebende Verfahren
1-442.0	Leber
1-442.1	Gallenblase

1-442.2	Pankreas
1-442.3	Gallengänge
1-442.4	Sphincter Oddi und Papilla duodeni major
1-494.-	(Perkutane) Biopsie an anderen Organen und Geweben mit Steuerung durch bildgebende Verfahren
1-494.2	Mediastinum
1-494.8	Retroperitoneales Gewebe

Weitere endosonographisch gesteuerte Interventionen finden sich im Kapitel 4.1.7

4.1.7 Funktionsdiagnostik

1-313.-	Ösophagusmanometrie
1-313.0	Durchzugsmanometrie
1-313.1	Hochauflösende Manometrie {Inkl.: High-Resolution-Ösophagus-Manometire (HRM)}
1-313.2	Impedanzplanimetrie
1-314	Manometrie der Gallen- und Pankreasgänge
1-315	Anorektale Manometrie
1-316.0	pH-Metrie des Ösophagus, einfach
1-316.10	Langzeit-pH-Metrie ohne Langzeit-Impedanzmessung
1-316.11	Langzeit-pH-Metrie mit Langzeit-Impedanzmessung
1-317.0	pH-Metrie des Magens, einfach
1-317.1	pH-Metrie des Magens, Langzeit-pH-Metrie
1-318	Dünndarmmanometrie
1-319	Dickdarmmanometrie inkl. Barostat

4.1.8 Biopsien/Feinnadelpunktionen

Bei Biopsien wird primär nach dem Kriterium „mit/ohne Inzision" unterschieden. Kodes für Biopsien ohne Inzision finden sich in den OPS-Kategorien 1-40 bis 1-49, diejenigen mit Inzision in den Kategorien 1-50 bis 1-58. Eine Biopsie mit Inzision erfordert, dass das Biopsiegebiet operativ freigelegt wird. Die vereinfachte Einführung einer Biopsienadel über einen kleinen Hautschnitt gilt klassifikatorisch nicht als Biopsie mit Inzision. Endoskopische Biopsien werden unter den Kodes „ohne Inzision" zusammengefasst (siehe Inklusivum unter 1-42...1-49 Biopsie ohne Inzision). Bei endoskopischen Biopsien muss die Endoskopie selbst zusätzlich kodiert werden (Kode aus 1-61 bis 1-69). Eine perkutantranshepatische Biopsie am Gallengang über ein Cholangioskop wird jedoch als Biopsie mit Inzision kategorisiert (1-552.1).

Bei endoskopischen Biopsien am Verdauungstrakt wird nur ein OPS-Kode für die Entnahme der Biopsien pro Sitzung verschlüsselt. Erfolgen mehr als 5 Biopsien bei einer Endoskopie am Verdauungstrakt, wird der Kode für Stufenbiopsien verwendet. Die Kodes gelten auch für die Durchführung einer Bürstenzytologie. Dies wird im OPS-Verzeichnis 2023 neu als Inklusivum aufgeführt.

4.1.8.1 Oberer Verdauungstrakt

1-440.a	Endoskopische Biopsie an oberem Verdauungstrakt, Gallengängen und Pankreas: 1 bis 5 Biopsien am oberen Verdauungstrakt {Inkl.: Bürstenzytologie}
1-440.9	Endoskopische Biopsie an oberem Verdauungstrakt, Gallengängen und Pankreas: Stufenbiopsie am oberen Verdauungstrakt {Inkl.: Bürstenzytologie}
1-445	Endosonographische Feinnadelpunktion am oberen Verdauungstrakt {Inkl.: Bürstenzytologie}

4.1.8.2 Unterer Verdauungstrakt

1-444.6	Endoskopische Biopsie am unteren Verdauungstrakt: Stufenbiopsie
1-444.7	Endoskopische Biopsie am unteren Verdauungstrakt: 1 bis 5 Biopsien
1-446	Endosonographische Feinnadelpunktion am unteren Verdauungstrakt

4.1.8.3 Analregion

Eine endoskopische Biopsie im Analkanal kann mit den oben genannten Kodes 1-444.6 oder 1-444.7 kodiert werden. Häufig wird die Biopsie jedoch ohne Endoskop durchgeführt. Dafür stehen die folgenden Kodes zur Verfügung:

1-449.-	Andere Biopsie ohne Inzision an anderen Verdauungsorganen
1-449.0	Analkanal
1-449.1	Analrand
1-449.2	Perianalregion

4.1.8.4 Leber

Perkutan ohne Steuerung der Biopsienadel durch bildgebende Verfahren wird in der Regel lediglich die sogenannte Leberblindpunktion (z. B. in Menghini-Technik) durchgeführt (1-441.0). Gezielte Leberbiopsien (z. B. aus Raumforderungen) erfolgen perkutan mit Steuerung durch bildgebende Verfahren (z. B. Ultraschall oder CT) (1-442.0).

Außerdem können die Biopsien endosonographisch durchgeführt werden (1-448.0).

Die transjuguläre, perkutane Biopsieentnahme aus der Leber ist eine Möglichkeit, auch bei Patient*innen mit eingeschränkter Gerinnung und hohem Risiko einer Nachblutung bei perkutanem Punktionsweg, eine Probe aus der Leber zu nehmen (1-497.3). Hierbei wird eine Schleuse in der Regel am Hals (V. iugularis) angelegt und durch das venöse Blutgefäß eine Nadel bis in die Lebervenen vorgeschoben und auf diesem Weg eine Probe aus der Leber entnommen. Eine Nachblutung wäre dann ohne Gefahr, da sie sich direkt ins Blutgefäß ergießt und es so nicht zu einem Blutverlust kommen kann.

1-441.0	Perkutane (Nadel-)Biopsie an hepatobiliärem System und Pankreas: Leber
1-442.0	Perkutane Biopsie an hepatobiliärem System und Pankreas mit Steuerung durch bildgebende Verfahren: Leber
1-448.0	Endosonographische Feinnadelpunktion am hepatobiliären System: Leber
1-497.3	Transvenöse oder transarterielle Biopsie: Leber

4.1.8.5 Gallenwege und Pankreas

Biopsien von Gallenwegsstrikturen erfolgen meist im Rahmen einer ERC transduktal als Zangenbiopsie oder Bürstenzytologie und werden mit 1-440.6 kodiert. Bei bildgebend abgrenzbaren Raumforderungen kann auch eine endosonographisch gesteuerte (1-448.1) oder perkutane bildgebend gesteuerte (1-442.30) Biopsie erfolgen. Erfolgt die Biopsie perkutan transluminal über eine spezielle in den Gallengang eingebrachte Schleuse, wird mit 1.442.31 kodiert.

Am Pankreas werden nur selten transpapilläre duktale Biopsien (1-440.8), sondern vorwiegend transgastrale oder transduodenale endosonographisch gesteuerte Feinnadelpunktionen (1-447) durchgeführt.

Bei den endosonographisch gesteuerten Biopsie-Verfahren an Gallenwegen oder Pankreas ist die Endosonographie jeweils zusätzlich mit 3-055.0 oder 3-055.1 zu kodieren.

1-440.-	Endoskopische Biopsie an oberem Verdauungstrakt, Gallengängen und Pankreas
1-440.6	Gallengänge {inkl. Bürstenzytologie}
1-440.7	Sphincter Oddi und Papilla duodeni major
1-440.8	Pankreas
1-447	Endosonographische Feinnadelpunktion am Pankreas
1-448.1	Endosonographische Feinnadelpunktion der Gallengänge

1-442.- Perkutane Biopsie an hepatobiliärem System und Pankreas mit Steuerung durch bildgebende Verfahren
1-442.1 Gallenblase
1-442.2 Perkutane Biopsie des Pankreas
1-442.30 Gallengänge: Nadelbiopsie
1-442.31 Gallengänge: Transluminal, mit Schleuse
1-442.4 Sphincter Oddi und Papilla duodeni major

4.2 Therapeutische Verfahren

4.2.1 Allgemein

4.2.1.1 Blutstillung

Eine Blutstillung wird immer kodiert, wenn die Blutung spontan auftritt. Wenn die Blutung im Rahmen einer Intervention (z. B. Polypektomie) auftritt, ist die einfache Blutstillung (z. B. Adrenalin-Injektion, Elektrokoagulation) im OPS-Kode der Intervention inkludiert. Es gibt aber komplexere Blutstillungstechniken, die gesondert kodiert werden können, z. B.:

5-469.s3 Andere Operationen am Darm: Geweberaffung oder Gewebeverschluss durch einen auf ein Endoskop aufgesteckten ringförmigen Clip: Endoskopisch
5-469.t3 Andere Operationen am Darm: Blutstillung durch Auftragen absorbierender Substanzen: Endoskopisch
5-469.w3 Andere Operationen am Darm: Blutstillung durch Auftragen von Peptid-Hydrogel bildenden Substanzen: Endoskopisch

4.2.1.2 Exzision

Unter Exzision versteht man die Entfernung von Gewebe, dies kann durch Exzision ohne weitere Spezifizierung, durch Polypektomie, Mukosektomie, submuköse Dissektion oder Vollwandresektion erfolgen.

4.2.1.3 Polypektomie

Die Abtragung erfolgt ohne vorherige Injektion bei Polypen mit einem ausreichend großen Stiel. Sie erfolgt mit Schlingen. Eine Entfernung eines kleinen Polypen (Polypenknospe) wird oftmals mit mehreren Zangenbiospien entfernt, was dann mit Stufenbiopsie kodiert wird. Bei einer Entfernung der Polypen mit einem Endo-Loop ist der Kode für Endo-loop ausreichend, der Kode für die Polypektomie ist hierin enthalten.

4.2.1.4 Mukosektomie/Endoskopische Mukosaresektion (EMR)

Zur Eliminierung flächiger, jedoch nicht großflächiger Neubildungen wird Flüssigkeit in die Submukosa injiziert. Dadurch wird die Neoplasie von tieferen Wandschichten distanziert und kann anschließend mit verschiedenen Verfahren (Schlinge, Hochfrequenzstrom o. ä.) entfernt werden. Die Perforationsgefahr des Darms wird durch das „Anheben" vermindert.

4.2.1.5 Endoskopische Submukosadissektion (ESD)

Die ESD erlaubt eine en-bloc-Resektion auch großflächiger Neoplasien. Dazu wird nach Aufspritzen der Submukosa (wie bei der EMR) das zu entfernende Areal mit speziellen Messern und Instrumenten von der Muscularis propria schrittweise abpräpariert. Der zeitliche und technische Aufwand ist deutlich höher als bei der EMR.

4.2.1.6 Vollwandresektion (EFTR)

Die endoskopische transmurale Vollwandresektion (EFTR) erlaubt, submuköse Läsionen oder mukosale Läsionen, die sich von tieferen Wandschichten nicht distanzieren lassen, zu entfernen.

4.2.1.7 Destruktion

Bei der Destruktion wird das Gewebe durch verschiedene Techniken bei der Endoskopie zerstört. Dazu gehören Elektrokoagulation, Laserkoagulation, Thermokoagulation, Kryokoagulation, Radiofrequenzablation, Mikrowellenablation, irreversible Elektroporation und Elektrochemotherapie. Die APC-Laserkoagulation ist eine Thermokoagulation und ist mit diesen Kodes zu verschlüsseln.

4.2.1.8 Dilatation, Bougierung

Unter einer Dilatation versteht man im Allgemeinen die Aufdehnung durch einen Ballon, der mit Luft oder Wasser gefüllt wird und somit einen radiären Druck auf das Gewebe, häufig eine Engstelle ausübt. Bei einer Bougierung wird mit einem konisch geformten Instrument vorgegangen und das Gewebe mit dem zunehmenden Durchmesser aufgeweitet, wobei ein longitudinaler Zug als auch ein radiärer Druck entsteht.

4.2.2 Ösophagus

4.2.2.1 Blutstillung

5-429.-	Andere Operationen am Ösophagus
5-429.1	(Endoskopische) Sklerosierung von Ösophagusvarizen
5-429.a	(Endoskopische) Ligatur (Banding) von Ösophagusvarizen
5-429.d	Endoskopisches Clippen
5-429.u	Endoskopische(r) Geweberaffung oder Gewebeverschluss durch einen auf ein Endoskop aufgesteckten ringförmigen Clip
5-429.e	Endoskopische Injektion
5-429.v0	Endoskopische Blutstillung durch Auftragen von Substanzen: Absorbierend

5-429.v1 Endoskopische Blutstillung durch Auftragen von Substanzen: Peptid-Hydrogel bildend
5-429.w Endoskopische Entfernung von Clips durch elektrische Desintegration

4.2.2.2 Exzision – Polypektomie

5-422.2- Lokale Exzision und Destruktion von erkranktem Gewebe des Ösophagus: Exzision, endoskopisch
5-422.21 Polypektomie von 1-2 Polypen mit Schlinge
5-422.22 Polypektomie von mehr als 2 Polypen mit Schlinge

Für Polypen größer als 2 cm stehen Zusatzkodes zur Verfügung:

5-422.6- Lokale Exzision und Destruktion von erkranktem Gewebe des Ösophagus: Anzahl der Polypen mit mindestens 2 cm Durchmesser
5-422.60 1 Polyp
5-422.61 2 oder mehr Polypen

Für die Technik der Schlingenabtragung mit Endo-Loop steht folgender Kode zur Verfügung:

5-429.c Andere Operationen am Ösophagus: Endo-Loop

Hinw.: Laut OPS ist das Abtragen mit Schlinge im Kode enthalten. Gleichwohl kann die Anzahl der Polypen > 2 cm mit den oben genannten Kodes verschlüsselt werden.

4.2.2.3 Exzision – Mukosektomie, ESD

5-422.2 Lokale Exzision und Destruktion von erkranktem Gewebe des Ösophagus: Exzision, endoskopisch
5-422.20 Exzision ohne weitere Maßnahmen
5-422.23 Endoskopische Mukosaresektion
5-422.24 Endoskopische submukosale Dissektion [ESD]

4.2.2.4 Destruktion

5-422.5-	Lokale Exzision und Destruktion von erkranktem Gewebe des Ösophagus: Destruktion, endoskopisch
5-422.50	Elektrokoagulation
5-422.51	Laserkoagulation
5-422.52	Thermokoagulation
5-422.53	Kryokoagulation
5-422.54	Photodynamische Therapie
5-422.55	Radiofrequenzablation
5-422.56	Mikrowellenablation
5-422.57	Irreversible Elektroporation
5-422.58	Elektrochemotherapie

4.2.2.5 Dilatation und Bougierung

5-429.7	Andere Operationen am Ösophagus: Ballondilatation
5-429.8	Andere Operationen am Ösophagus: Bougierung

4.2.2.6 Stenteinlage

5-429.j-	Andere Operationen am Ösophagus: Maßnahmen bei selbstexpandierender Prothese
5-429.j1	Einlegen oder Wechsel, endoskopisch, eine Prothese ohne Antirefluxventil
5-429.j4	Einlegen oder Wechsel, endoskopisch, zwei Prothesen ohne Antirefluxventil
5-429.ja	Einlegen oder Wechsel, endoskopisch, mehr als zwei Prothesen ohne Antirefluxventil
5-429.jc	Einlegen oder Wechsel, endoskopisch, eine Prothese mit Antirefluxventil
5-429.je	Einlegen oder Wechsel, endoskopisch, zwei Prothesen, eine davon mit Antirefluxventil
5-429.jg	Einlegen oder Wechsel, endoskopisch, mehr als zwei Prothesen, eine davon mit Antirefluxventil

5-429.j2	Andere Operationen am Ösophagus: Maßnahmen bei selbstexpandierender Prothese: Entfernung
5-429.jh	Wiedereröffnung, endoskopisch
5-429.k-	Andere Operationen am Ösophagus: Maßnahmen bei nicht selbstexpandierender Prothese
5-429.k1	Einlegen oder Wechsel, endoskopisch
5-429.k2	Entfernung
5-429.k3	Wiedereröffnung, endoskopisch

Für eine Fixierung eines Stents mit einem auf das Endoskop aufgesetzten Clip ist ein weiterer Kode vorhanden:

5-42a.2	Weitere Operationen am Ösophagus: Endoskopische Stentfixierung durch einen auf ein Endoskop aufgesteckten ringförmigen Clip

4.2.2.7 Antirefluxverfahren

Die Refluxkrankheit (gastroösophageale Refluxkrankheit) ist ein krankhaft gesteigerter Rückfluss des sauren Mageninhaltes in die Speiseröhre. Ziel der Antirefluxverfahren ist es eine Antirefluxbarriere zwischen Magen und Speiseröhre aufzubauen. Für endoskopische Antirefluxverfahren stehen folgende Kodes zur Verfügung:

5-429.m-	Andere Operationen am Ösophagus: Endoskopische Antirefluxverfahren
5-429.m0	Naht- und/oder Klammertechniken
5-429.m1	Injektionstechniken
5-429.m2	Implantationstechniken
5-429.m3	Radiofrequenzablation
5-448.54	Andere Rekonstruktion am Magen: Hemifundoplikatio: Endoskopisch

4.2.2.8 Endoluminale Bestrahlung

Eine endoluminale Bestrahlung des Ösophagus (Afterloading) wird kodiert als:

5-429.h	Andere Operationen am Ösophagus: Endoskopisches Einbringen eines strahlenden Applikators

4.2.2.9 Ante-retrograde endoskopische Rekonstruktion

Ein vollständiger Verschluss (z. B. nach Bestrahlung oder Verätzung) der Speiseröhre kann mit einem sehr hohen Leidensdruck des Patienten einhergehen. In einigen Fällen kann eine besonders innovative Therapieoption auch bei komplettem, benignem Ösophagusverschluss erfolgreich eingesetzt werden, wenn bei einem Patienten zugleich ein perkutaner Zugang zum Magen mittels PEG-Sonde vorliegt. In diesem Fall kann eine Stenose durch Einsatz zweier Endoskope, von denen eines von oral eingeführt wird und das andere durch den PEG-Sonden Zugangstrakt (nach Entfernung der PEG-Sonde) in den Magen gebracht und von dort in den Ösophagus bis zur Verschlussstelle geführt wird. Die Passage wird wiederhergestellt, indem durch das Narben-Gewebe mit einem elektrischen Messer hin zu dem von der Gegenrichtung eingeführten Endoskop, das in einer Diaphanoskopie die Richtung vorgibt, präpariert wird, dies erfolgt in der Regel in Vollnarkose.

Wird ein vollummantelter Metallstent eingesetzt, ist dieser gesondert zu kodieren:

K22.2	Ösophagusverschluss
5-42a.1	Weitere Operationen am Ösophagus: Endoskopische Rekonstruktion der Ösophaguspassage im kombinierten antegrad-retrograden Verfahren {Hinw.: Die Verwendung einer selbstexpandierenden Prothese ist gesondert zu kodieren (5-429.j ff)}

4.2.2.10 Perorale endoskopische Myotomie (POEM)

Die POEM hat sich als gute Behandlungsmöglichkeit für Patient*innen mit einer Achalasie gezeigt und nimmt inzwischen einen wichtigen Stellenwert im Repertoire der therapeutischen Möglichkeiten ein. Hierbei wird zwischen Schleimhautschicht und Muskelschicht der Speiseröhre ein Tunnel im Bereich der Submukosa angelegt. In den Tunnel gelangt man durch eine kleine Öffnung bzw. einen Schnitt in der Schleimhaut. Anschließend wird die Muskulatur schrittweise gespalten („Myotomie"), damit sie sich zukünftig nicht mehr verkrampfen kann. Zum Ende des Eingriffs wird der Verschluss der Schleimhautöffnung mit endoskopisch platzierten Clips vorgenommen.

Die endoskopische Durchtrennung der Muskelfasern im Ösophagus bei einer Achalasie kann wie folgt kodiert werden.

K22.0	Achalasie der Kardia {Kardiaspasmus}
5-420.06	Inzision des Ösophagus: Ösophagomyotomie: Endoskopisch
5-420.26	Inzision des Ösophagus: Ösophago-Gastromyotomie [Kardiomyotomie]: Endoskopisch

In der Regel werden bei einer Achalasie sowohl Muskelfasern des Ösophagus als auch des Magens durchtrennt und die 5-420.26 ist anzuwenden.

Alternative endoskopische Therapien der Achalasie sind die pneumatische Ballondilatation (5-429.5 *Sprengung der Kardia (transluminal)*), die Injektion mit Botulinumtoxin in den verkrampften Schließmuskel (5-429.e *Endoskopische Injektion*).

4.2.2.11 Zenkerdivertikel

Die endoskopische Behandlung eines Zenkerdivertikels kann sowohl als Schwellendurchtrennung, aber auch als Myotomie erfolgen.

Eine Therapieoption besteht in der endoskopischen Schwellendurchtrennung (endoskopische Mukomyotomie), die mit einem endoskopischen elektrochirurgischen Messer (z. B. Nadelmesser, ESD-Messer) durchgeführt werden kann.

K22.5	Divertikel des Ösophagus, erworben
5-299.2	Andere Operationen am Pharynx: Schwellendurchtrennung eines Zenker-Divertikels, endoskopisch

Relativ neu ist die Behandlungsoption des Zenkerdivertikels, einen kurzen Tunnel anzulegen bzw. eine kurzstreckige Präparation im submukösen Raum vorzunehmen in Analogie zur POEM. Erst nach Anlage dieses Tunnels werden die derart freigelegten Muskelfasern gezielt durchtrennt.

K22.5	Divertikel des Ösophagus, erworben
5-420.16	Inzision des Ösophagus: Ösophagomyotomie, pharyngozervikal: Endoskopisch

4.2.3 Magen

4.2.3.1 Blutstillung

5-449.-	Andere Operationen am Magen
5-449.03	Sklerosierung von Fundusvarizen: Endoskopisch
5-449.83	Ligatur (Banding) von Fundusvarizen: Endoskopisch
5-449.d3	Clippen: Endoskopisch
5-449.s3	Geweberaffung oder Gewebeverschluss durch einen auf ein Endoskop aufgesteckten ringförmigen Clip: Endoskopisch
5-449.e3	Injektion: Endoskopisch
5-449.t3	Blutstillung durch Auftragen absorbierender Substanzen: Endoskopisch
5-449.v3	Blutstillung durch Auftragen von Peptid-Hydrogel bildenden Substanzen: Endoskopisch
5-449.u3	Entfernung von Clips durch elektrische Desintegration: Endoskopisch

4.2.3.2 Exzision – Polypektomie

5-433.2	Lokale Exzision und Destruktion von erkranktem Gewebe des Magens: Exzision, endoskopisch
5-433.21	Polypektomie von 1-2 Polypen mit Schlinge
5-433.22	Polypektomie von mehr als 2 Polypen mit Schlinge

Für Polypen größer als 2 cm stehen Zusatzkodes zur Verfügung:

5-433.6-	Lokale Exzision und Destruktion von erkranktem Gewebe des Magens: Anzahl der Polypen mit mindestens 2 cm Durchmesser
5-433.60	1 Polyp
5-433.61	2 oder mehr Polypen

5-449.c3	Andere Operationen am Magen: Endo-Loop: Endoskopisch

Hinw.: Laut OPS ist das Abtragen mit Schlinge im Kode enthalten. Gleichwohl kann die Anzahl der Polypen > 2 cm mit den oben genannten Kodes verschlüsselt werden.

4.2.3.3 Exzision – Mukosektomie, ESD, Vollwandresektion

5-433.2-	Lokale Exzision und Destruktion von erkranktem Gewebe des Magens: Exzision, endoskopisch
5-433.20	Exzision ohne weitere Maßnahmen
5-433.23	Endoskopische Mukosaresektion
5-433.24	Endoskopische submukosale Dissektion [ESD]
5-433.25	Endoskopische Vollwandexzision [EFTR]

4.2.3.4 Destruktion

5-433.5-	Lokale Exzision und Destruktion von erkranktem Gewebe des Magens: Destruktion, endoskopisch
5-433.50	Elektrokoagulation

5-433.51 Laserkoagulation
5-433.52 Thermokoagulation
5-433.53 Kryokoagulation
5-433.54 Photodynamische Therapie
5-433.55 Radiofrequenzablation
5-433.56 Mikrowellenablation
5-433.57 Irreversible Elektroporation
5-433.58 Elektrochemotherapie

4.2.3.5 Dilatation und Bougierung

5-449.73 Andere Operationen am Magen: Dilatation: Endoskopisch
5-449.b3 Andere Operationen am Magen: Bougierung: Endoskopisch

4.2.3.6 Stenteinlage

5-449.- Andere Operationen am Magen
5-449.h3 Einlegen oder Wechsel einer selbstexpandierenden Prothese: Endoskopisch
5-449.j3 Entfernung einer selbstexpandierenden Prothese: Endoskopisch
5-449.k3 Einlegen oder Wechsel einer nicht selbstexpandierenden Prothese: Endoskopisch
5-449.m3 Entfernung einer nicht selbstexpandierenden Prothese: Endoskopisch
5-44a.3 Weitere Operationen am Magen: endoskopische Wiedereröffnung einer Prothese

Für eine Fixierung eines Stents mit einem Clip ist ein weiterer Kode vorhanden:

5-44a.0 Weitere Operationen am Magen: Endoskopische Stentfixierung durch einen auf ein Endoskop aufgesteckten ringförmigen Clip

4.2.3.7 Magenballon

Die endoskopische Einlage und Entfernung eines Magenballons können über folgende Kodes abgebildet werden:

8-127.0 Endoskopisches Einlegen und Entfernung eines Magenballons: Einlegen
8-127.1 Endoskopisches Einlegen und Entfernung eines Magenballons: Entfernung

Eine gleichzeitig durchgeführte diagnostische Ösophagogastroduodenoskopie ist im Kode enthalten.

4.2.3.8 Pyloromytomie

Beim Pylorospasmus können endoskopisch – analog zur Achalasie – die Muskelfasern durchtrennt werden.

5-432.03 *Operationen am Pylorus: Pyloromyotomie: Endoskopisch*

4.2.3.9 Endoskopische Magenverkleinerung

Für die endoskopische Magenverkleinerung steht folgender Kode zur Verfügung:

5-448.f3 *Andere Rekonstruktion am Magen: Magenplikatur: Endoskopisch*

4.2.4 Dünndarm

Bei den Kodes aus 5-469.- *Andere Operationen am Darm* gibt es einen Zusatzkode für die Durchführung mit einem Ballon-Endoskop (5-46b.0) und einer motorisierten Spiralenteroskopie (5-46b.1); diese Kodes müssen dann bei allen Kodes aus der Subkategorie 5-469.- zusätzlich kodiert werden. Für einige Prozeduren aus dem Bereich Exzision/Destruktion an Dünndarm (5-451.-) stehen jeweils eigene Kodes für die Prozeduren mit verschiedenen Endoskop-Techniken zur Verfügung, die Verwendung des Zusatzkodes entfällt somit:

5-451.-	Lokale Exzision und Destruktion von erkranktem Gewebe des Dünndarmes
5-451.8-	Exzision, endoskopisch, Push-and-pull-back-Technik
5-451.a-	Destruktion, endoskopisch, Push-and-pull-back-Technik
5-451.c-	Exzision, endoskopisch, motorisierte Spiral-Endoskopie
5-451.d-	Destruktion, endoskopisch, motorisierte Spiral-Endoskopie

4.2.4.1 Blutstillung

5-469.-	Andere Operationen am Darm
5-469.d3	Clippen: Endoskopisch
5-469.s3	Geweberaffung oder Gewebeverschluss durch einen auf ein Endoskop aufgesteckten ringförmigen Clip: Endoskopisch
5-469.e3	Injektion: Endoskopisch
5-469.t3	Blutstillung durch Auftragen absorbierender Substanzen: Endoskopisch
5-469.w3	Blutstillung durch Auftragen von Peptid-Hydrogel bildenden Substanzen: Endoskopisch
5-469.u3	Endoskopische Entfernung von Clips durch elektrische Desintegration: Endoskopisch

4.2.4.2 Exzision – Polypektomie

5-451.7-	Lokale Exzision und Destruktion von erkranktem Gewebe des Dünndarmes: Exzision, endoskopisch, einfach (Push-Technik)
5-451.71	Polypektomie von 1-2 Polypen mit Schlinge
5-451.72	Polypektomie von mehr als 2 Polypen mit Schlinge
5-451.8-	Lokale Exzision und Destruktion von erkranktem Gewebe des Dünndarmes: Exzision, endoskopisch, Push-and-pull-back-Technik

5-451.81	Polypektomie von 1-2 Polypen mit Schlinge
5-451.82	Polypektomie von mehr als 2 Polypen mit Schlinge
5-451.c-	Lokale Exzision und Destruktion von erkranktem Gewebe des Dünndarmes: Exzision, endoskopisch, motorisierte Spiral-Endoskopie
5-451.c1	Polypektomie von 1-2 Polypen mit Schlinge
5-451.c2	Polypektomie von mehr als 2 Polypen mit Schlinge

Für Polypen größer als 2 cm stehen Zusatzkodes zur Verfügung:

5-451.b-	Lokale Exzision und Destruktion von erkranktem Gewebe des Dünndarmes: Anzahl der Polypen mit mindestens 2 cm Durchmesser
5-451.b0	1 Polyp
5-451.b1	2 oder mehr Polypen

Für die Technik der Schlingenabtragung mit Endo-Loop steht folgender Kode zur Verfügung:

5-469.c3	Andere Operationen am Darm: Endo-Loop: Endoskopisch

Hinw.: Laut OPS ist das Abtragen mit Schlinge im Kode enthalten. Gleichwohl kann die Anzahl der Polypen > 2 cm mit den oben genannten Kodes verschlüsselt werden.

4.2.4.3 Exzision – Mukosektomie, ESD, Vollwandresektion

5-451.7-	Lokale Exzision und Destruktion von erkranktem Gewebe des Dünndarmes: Exzision, endoskopisch, einfach (Push-Technik)
5-451.70	Exzision ohne weitere Maßnahmen
5-451.73	Endoskopische Mukosaresektion
5-451.74	Endoskopische submukosale Dissektion [ESD]
5-451.75	Endoskopische Vollwandexzision [EFTR]

5-451.8-	Lokale Exzision und Destruktion von erkranktem Gewebe des Dünndarmes: Exzision, endoskopisch, Push-and-pull-back-Technik
5-451.80	Exzision ohne weitere Maßnahmen
5-451.83	Endoskopische Mukosaresektion
5-451.c-	Lokale Exzision und Destruktion von erkranktem Gewebe des Dünndarmes: Exzision, endoskopisch, motorisierte Spiral-Endoskopie
5-451.c0	Exzision ohne weitere Maßnahmen
5-451.c3	Endoskopische Mukosaresektion
5-451.c4	Endoskopische Vollwandexzision [EFTR]

4.2.4.4 Destruktion

5-451.9-	Lokale Exzision und Destruktion von erkranktem Gewebe des Dünndarmes: Destruktion, endoskopisch, einfach (Push-Technik)
5-451.90	Elektrokoagulation
5-451.91	Laserkoagulation
5-451.92	Thermokoagulation
5-451.93	Kryokoagulation
5-451.94	Photodynamische Therapie
5-451.a-	Lokale Exzision und Destruktion von erkranktem Gewebe des Dünndarmes: Destruktion, endoskopisch, Push-and-pull-back-Technik
5-451.a0	Elektrokoagulation
5-451.a1	Laserkoagulation
5-451.a2	Thermokoagulation
5-451.a3	Kryokoagulation
5-451.a4	Photodynamische Therapie
5-451.d-	Lokale Exzision und Destruktion von erkranktem Gewebe des Dünndarmes: Destruktion, endoskopisch, motorisierte Spiral-Endoskopie
5-451.d0	Elektrokoagulation
5-451.d1	Laserkoagulation

5-451.d2	Thermokoagulation
5-451.d3	Kryokoagulation
5-451.d4	Photodynamische Therapie
5-451.dx	Sonstige

4.2.4.5 Bougierung und Dilatation

Für die Bougierung am Darm existiert nur ein allgemeiner Kode, im Gegensatz dazu gibt es bei der Dilatation eine Trennung in Dick- und Dünndarm:

5-469.-	Andere Operationen am Darm:
5-469.b3	Bougierung: Endoskopisch
5-469.h3	Dilatation des Dünndarmes: Endoskopisch

4.2.4.6 Stenteinlage

Auch bei den Stents wird bei den OPS-Kodes keine Trennung in Dick- und Dünndarm vorgenommen:

5-469.k3	Andere Operationen am Darm: Einlegen oder Wechsel einer selbstexpandierenden Prothese: Endoskopisch
5-469.m3	Andere Operationen am Darm: Entfernung einer selbstexpandierenden Prothese: Endoskopisch
5-469.n3	Andere Operationen am Darm: Einlegen oder Wechsel einer nicht selbstexpandierenden Prothese: Endoskopisch
5-469.p3	Andere Operationen am Darm: Entfernung einer nicht selbstexpandierenden Prothese: Endoskopisch
5-46a.2	Weitere Operationen am Darm: endoskopische Wiedereröffnung einer Prothese

Für eine Fixierung eines Stents mit einem Clip ist ein weiterer Kode vorhanden:

5-46a.0	Weitere Operationen am Darm: Endoskopische Stentfixierung durch einen auf ein Endoskop aufgesteckten ringförmigen Clip

4.2.4.7 Endoskopisch-biliodigestive Diversion

Der OPS-Kode für die endoskopisch-biliodigestive Diversion lautet 5-469.q3 *Andere Operationen am Darm: Einlegen oder Wechsel eines Kunststoffconduits zur biliodigestiven Diversion: Endoskopisch.*

Das Verfahren wird derzeit vornehmlich zur Stoffwechselverbesserung bei Patient*innen mit Diabetes mellitus Typ 2 und Adipositas eingesetzt, bei denen das individuelle Therapieziel laut Nationaler Versorgungsleitlinie „Diabetes mellitus" nicht erreicht werden kann.

Die Entfernung wird folgendermaßen kodiert mit 5-469.r3 *Andere Operationen am Darm: Entfernung eines Kunststoffconduits zur biliodigestiven Diversion: Endoskopisch.*

4.2.4.8 Endoskopische Thermoablation der Duodenalschleimhaut zur Reduktion der Insulin-Resistenz

Die Teilzerstörung der Schleimhaut führt zu einer Rejuvenation, also zu einer Erneuerung der Schleimhautzellen. Dies bewirkt eine Veränderung der Hormonsekretion im Duodenum und gleichzeitiger Normalisierung der Glukose-Homöostase. Der Eingriff erfolgt in Vollnarkose. Folgender Kode steht zur Verfügung:

5-451.e	Lokale Exzision und Destruktion von erkranktem Gewebe des Dünndarmes: Endoskopische Thermoablation der Duodenalschleimhaut zur Reduktion der Insulin-Resistenz

4.2.5 Dickdarm

4.2.5.1 Blutstillung

5-469.-	Andere Operationen am Darm
5-469.d3	Clippen: Endoskopisch

5-469.s3	Geweberaffung oder Gewebeverschluss durch einen auf ein Endoskop aufgesteckten ringförmigen Clip: Endoskopisch
5-469.e3	Injektion: Endoskopisch
5-469.t3	Blutstillung durch Auftragen absorbierender Substanzen: Endoskopisch
5-469.w3	Blutstillung durch Auftragen von Peptid-Hydrogel bildenden Substanzen: Endoskopisch
5-469.u3	Endoskopische Entfernung von Clips durch elektrische Desintegration: Endoskopisch

4.2.5.2 Exzision – Polypektomie

5-452.6-	Lokale Exzision und Destruktion von erkranktem Gewebe des Dickdarmes: Exzision, endoskopisch, einfach (Push-Technik)
5-452.61	Polypektomie von 1-2 Polypen mit Schlinge
5-452.62	Polypektomie von mehr als 2 Polypen mit Schlinge
5-452.7-	Lokale Exzision und Destruktion von erkranktem Gewebe des Dickdarmes: Exzision, endoskopisch, Push-and-pull-back-Technik
5-452.71	Polypektomie von 1-2 Polypen mit Schlinge
5-452.72	Polypektomie von mehr als 2 Polypen mit Schlinge
5-452.b-	Lokale Exzision und Destruktion von erkranktem Gewebe des Dickdarmes: Exzision, endoskopisch, motorisierte Spiral-Endoskopie
5-452.b1	Polypektomie von 1-2 Polypen mit Schlinge
5-452.b2	Polypektomie von mehr als 2 Polypen mit Schlinge

Für Polypen größer als 2 cm stehen Zusatzkodes zur Verfügung:

5-452.a-	Lokale Exzision und Destruktion von erkranktem Gewebe des Dickdarmes: Anzahl der Polypen mit mindestens 2 cm Durchmesser

Eine Polypektomie mit der Zange wird mit dem Kodes 1-444.6 *Endoskopische Biopsie am unteren Verdauungstrakt: Stufenbiopsie* kodiert.

4.2.5.3 Exzision – Mukosektomie, ESD, Vollwandresektion

5-452.6- Lokale Exzision und Destruktion von erkranktem Gewebe des Dickdarmes: Exzision, endoskopisch, einfach (Push-Technik):
5-452.60 Exzision ohne weitere Maßnahmen
5-452.63 Endoskopische Mukosaresektion
5-452.64 Endoskopische submukosale Dissektion [ESD]
5-452.65 Endoskopische Vollwandexzision [EFTR]

5-452.7- Lokale Exzision und Destruktion von erkranktem Gewebe des Dickdarmes: Exzision, endoskopisch, Push-and-pull-back-Technik
5-452.70 Exzision ohne weitere Maßnahmen
5-452.73 Endoskopische Mukosaresektion
5-452.74 Endoskopische submukosale Dissektion [ESD]

5-452.b- Lokale Exzision und Destruktion von erkranktem Gewebe des Dickdarmes: Exzision, endoskopisch, motorisierte Spiral-Endoskopie
5-452.b0 Exzision ohne weitere Maßnahmen
5-452.b3 Endoskopische Mukosaresektion
5-452.b4 Endoskopische submukosale Dissektion [ESD]
5-452.b5 Endoskopische Vollwandexzision [EFTR]

4.2.5.4 Destruktion

5-452.8- Lokale Exzision und Destruktion von erkranktem Gewebe des Dickdarmes: Destruktion, endoskopisch, einfach (Push-Technik)
5-452.80 Elektrokoagulation
5-452.81 Laserkoagulation
5-452.82 Thermokoagulation
5-452.83 Kryokoagulation
5-452.84 Photodynamische Therapie

5-451.a- Lokale Exzision und Destruktion von erkranktem Gewebe des Dünndarmes: Destruktion, endoskopisch, Push-and-pull-back-Technik
5-451.a0 Elektrokoagulation
5-451.a1 Laserkoagulation
5-451.a2 Thermokoagulation
5-451.a3 Kryokoagulation
5-451.a4 Photodynamische Therapie

5-452.c- Lokale Exzision und Destruktion von erkranktem Gewebe des Dickdarmes: Destruktion, endoskopisch, motorisierte Spiral-Endoskopie
5-452.c0 Elektrokoagulation
5-452.c1 Laserkoagulation
5-452.c2 Thermokoagulation
5-452.c3 Kryokoagulation
5-452.c4 Photodynamische Therapie

4.2.5.5 Bougierung und Dilatation

Für die Bougierung am Darm existiert nur ein allgemeiner Kode, im Gegensatz dazu gibt es bei der Dilatation eine Trennung in Dick- und Dünndarm:

5-469.- Andere Operationen am Darm:
5-469.b3 Bougierung: Endoskopisch
5-469.j3 Dilatation des Dickdarmes: Endoskopisch

4.2.5.6 Stenteinlage

Auch bei den Stents wird bei den Prozeduren keine Trennung in Dick- und Dünndarm vorgenommen:

5-469.- Andere Operationen am Darm:
5-469.k3 Einlegen oder Wechsel einer selbstexpandierenden Prothese: Endoskopisch

5-469.m3 Entfernung einer selbstexpandierenden Prothese: Endoskopisch
5-469.n3 Einlegen oder Wechsel einer nicht selbstexpandierenden Prothese: Endoskopisch
5-469.p3 Entfernung einer nicht selbstexpandierenden Prothese: Endoskopisch
5-46a.2 Weitere Operationen am Darm: endoskopische Wiedereröffnung einer Prothese

Für eine Fixierung eines Stents mit einem Clip ist ein weiterer Kode vorhanden:

5-46a.0 Weitere Operationen am Darm: Endoskopische Stentfixierung durch einen auf ein Endoskop aufgesteckten ringförmigen Clip

4.2.6 Rektum

4.2.6.1 Blutstillung

5-489.- Andere Operation am Rektum
5-489.0 Ligatur {nicht Hämorrhoiden}
5-489.1 Sklerosierung, peranal
5-489.d Endoskopisches Clippen
5-489.j Endoskopische(r) Geweberaffung oder Gewebeverschluss durch einen auf ein Endoskop aufgesteckten ringförmigen Clip
5-489.e Endoskopische Injektion
5-489.k0 Endoskopische Blutstillung durch Auftragen von Substanzen: Absorbierend
5-489.k1 Endoskopische Blutstillung durch Auftragen von Substanzen: Peptid-Hydrogel bildend
5-489.m Endoskopische Entfernung von Clips durch elektrische Desintegration

4.2.6.2 Exzision

5-482.-	Peranale lokale Exzision und Destruktion von erkranktem Gewebe des Rektums
5-482.01	Schlingenresektion: Inkl.: Mukosaresektion Endoskopisch
5-482.11	Submukosale Exzision: Endoskopisch {Exkl.: ESD}
5-482.81	Vollwandexzision, lokal: Endoskopisch
5-482.91	Vollwandexzision, zirkulär [Manschettenresektion]: Endoskopisch
5-482.g	Endoskopische submukosale Dissektion [ESD]

4.2.6.3 Destruktion

5-482.-	Peranale lokale Exzision und Destruktion von erkranktem Gewebe des Rektums
5-482.31	Elektrokoagulation: Endoskopisch
5-482.41	Laserkoagulation: Endoskopisch
5-482.51	Thermokoagulation: Endoskopisch
5-482.61	Kryokoagulation: Endoskopisch
5-482.71	Photodynamische Therapie: Endoskopisch
5-482.c1	Radiofrequenzablation: Endoskopisch
5-482.d1	Mikrowellenablation: Endoskopisch
5-482.e1	Irreversible Elektroporation: Endoskopisch
5-482.h1	Elektrochemotherapie: Endoskopisch
5-489.0	Andere Operation am Rektum: Ligatur {nicht Hämorrhoiden}

4.2.6.4 Bougierung und Dilatation

5-489.2	Andere Operation am Rektum: Dilatation, peranal
5-489.b	Andere Operation am Rektum: Endoskopische Bougierung

4.2.6.5 Stenteinlage

5-489.- Andere Operation am Rektum:
5-489.g0 Einlegen oder Wechsel einer Prothese, endoskopisch: Selbstexpandierend
5-489.h0 Entfernung einer Prothese, endoskopisch: Selbstexpandierend
5-489.g1 Einlegen oder Wechsel einer Prothese, endoskopisch: Nicht selbstexpandierend
5-489.h1 Entfernung einer Prothese, endoskopisch: Nicht selbstexpandierend
5-46a.2 Weitere Operationen am Darm: endoskopische Wiedereröffnung einer Prothese

Für eine Fixierung eines Stents mit einem Clip ist ein weiterer Kode vorhanden:

5-489.p Andere Operation am Rektum: Endoskopische Stentfixierung durch einen auf ein Endoskop aufgesteckten ringförmigen Clip

4.2.7 Anus

4.2.7.1 Blutstillung

5-499.e Andere Operationen am Anus: Endoskopische Injektion

4.2.7.2 Exzision

5-492.2 Exzision und Destruktion von erkranktem Gewebe des Analkanals: Exzision, endoskopisch, lokal

4.2.7.3 Destruktion

5-492.3 Exzision und Destruktion von erkranktem Gewebe des Analkanals: Destruktion, endoskopisch, lokal

4.2.7.4 Bougierung und Dilatation

5-499.0	Andere Operationen am Anus: Dilatation

4.2.7.5 Eingriffe bei Hämorrhoiden

5-493.-	Operative Behandlung von Hämorrhoiden
5-493.00	Ligatur: 1 Hämorrhoide
5-493.01	Ligatur: 2 Hämorrhoiden
5-493.02	Ligatur: 3 oder mehr Hämorrhoiden
5-493.1	Sklerosierung

4.2.8 Leber

4.2.8.1 Lokaltherapeutische Maßnahmen bei Lebertumoren/-metastasen

Die verschiedenen lokaltherapeutischen Maßnahmen an der Leber (Radiofrequenzablation, laserinduzierte Thermotherapie, Alkoholinstillation) haben eigene OPS-Kodes, die unter 5-501.- *Lokale Exzision und Destruktion von erkranktem Gewebe der Leber (atypische Leberresektion)* differenziert werden.

Bei allen genannten Maßnahmen ist das jeweilige bildgebende Verfahren im Kode enthalten.

5-501.-	Lokale Exzision und Destruktion von erkranktem Gewebe der Leber (atypische Leberresektion)
5-501.43	Destruktion, lokal, durch Alkoholinjektion mit Steuerung durch bildgebende Verfahren: Perkutan
5-501.63	Destruktion, lokal, durch Laser: Perkutan
5-501.73	Destruktion, lokal, durch irreversible Elektroporation: Perkutan
5-501.83	Destruktion, lokal, durch Elektrochemotherapie: Perkutan
5-501.93	Destruktion, lokal, durch Radiofrequenzablation: Perkutan

5-501.a3 Destruktion, lokal, durch Mikrowellenablation: Perkutan
5-501.b3 Destruktion, lokal, durch Kryoablation

Die transarterielle Behandlung von Lebertumoren/-metastasen (z. B. TACE) wird mit einem der folgenden Kodes kodiert:

8-836.9- (Perkutan-)transluminale Gefäßintervention: Selektive Embolisation mit embolisierenden Flüssigkeiten {6. Stelle, s. nächste Tabelle. Hinweis: Die Art der verwendeten embolisierenden Flüssigkeiten ist gesondert zu kodieren (8-83b.2)}
8-836.b- (Perkutan-)transluminale Gefäßintervention: Selektive Embolisation mit ablösbaren Ballons {6. Stelle, s. nächste Tabelle. Hinweis: Die Anzahl der ablösbaren Ballons ist gesondert zu kodieren (883b.6)}
8-836.c- (Perkutan-)transluminale Gefäßintervention: Selektive Embolisation mit Schirmen {6. Stelle, s. nächste Tabelle}
8-836.k- (Perkutan-)transluminale Gefäßintervention: Selektive Embolisation mit Partikeln {6. Stelle, s. nächste Tabelle. Hinweis: Die Art der verwendeten Partikel ist gesondert zu kodieren (883b.1)}
8-836.m (Perkutan-)transluminale Gefäßintervention: Selektive Embolisation mit Metallspiralen {Hinweis: Die Art der verwendeten Metall- oder Mikrospiralen ist unter (8-83b.3-) gesondert zu kodieren.}
8-836.n- (Perkutan-)transluminale Gefäßintervention: Anzahl der Metallspiralen {Zusatzkode zu 8-836.m-}

Zu beachten sind die jeweiligen Hinweise, die eine quantitative und/oder qualitative Angabe des verwandten Materials mit Hilfe separater Kodes fordern.

An 6. Stelle des Kodes ist die Gefäßlokalisation nachfolgender Beispielliste zu kodieren:

7 Vena cava
9 Andere Gefäße abdominal

a	Gefäße viszeral
e	Künstliche Gefäße
g	Vena portae

Beachten Sie bitte auch die Auswahlmöglichkeit für andere Gefäße.

Beispiel 1

Ein Patient wird zur Behandlung von Lebermetastasen mittels transarterieller Chemoembolisation (TACE) mittels 10 ml Ethiodol stationär aufgenommen. Drei Monate zuvor war ein Karzinom am Kolon transversum operativ entfernt worden.

HD: C78.7	Sekundäre bösartige Neubildung der Leber und der intrahepatischen Gallengänge
ND: C18.4	Bösartige Neubildung: Colon transversum
8-541.6	Instillation von und lokoregionale Therapie mit zytotoxischen Materialien und Immunmodulatoren: Arteriell
8-836.9a	(Perkutan-)transluminale Gefäßintervention: Selektive Embolisation mit embolisierenden Flüssigkeiten: Gefäße viszeral
8-83b.25	Zusatzinformationen zu Materialien: Art der Flüssigkeiten zur selektiven Embolisation: Ethiodol
8-83b.n3	Menge der Flüssigkeiten zur Embolisation: 9 ml bis unter 12 ml

Häufig wird die TACE auch mit Partikeln durchgeführt, dann ist ein Kode aus der Subkategorie 8-836.k-(Perkutan-)transluminale Gefäßintervention: Selektive Embolisation mit Partikeln zu wählen und bei Art der Partikel ein Kode aus der Subkategorie 8-83b.1- *Zusatzinformationen zu Materialien: Art der Partikel zur selektiven Embolisation*.

Das Einbringen eines Chemotherapeutikums wird ergänzend kodiert mit

8-541.6	Instillation von und lokoregionale Therapie mit zytotoxischen Materialien und Immunmodulatoren: Arteriell

8-541.x	Instillation von und lokoregionale Therapie mit zytotoxischen Materialien und Immunmodulatoren: Sonstige

4.2.8.2 Perkutane Eingriffe an Leberarterie und Pfortader/ Transjugulärer intrahepatischer portosystemischer Shunt (TIPS)

Die Interventionen im Zusammenhang mit einem TIPS bzw. einem Katheterverweilsystem in Leberarterie und Pfortader werden mit OPS-Kodes aus den Subkategorien 8-839.8- bzw. 8-839.5/.6 kodiert. Für das Vorhandensein eines TIPS steht ein ICD-Kode zur Verfügung. Die folgende Tabelle führt die relevanten ICD- und OPS-Kodes auf:

TIPS

8-839.8-	Andere therapeutische Katheterisierung und Kanüleneinlage in Herz und Blutgefäße: Portosystemischer Shunt (TIPS):
8-839.81	Perkutane (Ballon-)Angioplastie
8-839.82	Perkutane Thrombolyse
8-839.83	Perkutane Thrombektomie
8-839.84	Perkutane Verkleinerung eines bestehenden portosystemischen Shunts
8-839.85	Perkutaner Verschluss
8-839.86	Revision mit Stenteinlage
8-839.87	Perkutanes Anlegen eines ungecoverten Stents
8-839.88	Perkutanes Anlegen eines gecoverten Stents
8-839.89	Perkutanes Anlegen von 2 oder mehr ungecoverten Stents
8-839.8a	Perkutanes Anlegen von 2 oder mehr gecoverten Stents
Z95.88	Vorhandensein von sonstigen kardialen oder vaskulären Implantaten oder Transplantaten

Katheterverweilsystem

8-839.- Andere therapeutische Katheterisierung und Kanüleneinlage in Herz und Blutgefäße
8-839.5 Perkutane Implantation oder perkutaner Wechsel eines Katheterverweilsystems in Leberarterie oder Pfortader
8-839.6 Entfernung eines Katheterverweilsystems aus Leberarterie oder Pfortader

Eine phlebographische Kontrolle sollte mit folgendem Kode kodiert werden:

3-612.5 Phlebographie der Gefäße von Abdomen und Becken: Pfortader

---

Beispiel 1

Bei einer Patientin wird erstmals ein TIPS mit selbstexpandierendem, gecoverten Stent angelegt. Nach der Sondierung und Darstellung der Gefäße wird der Lebervenenverschlussdruck gemessen. Nach Anlage des Stents wird der Lebervenenverschlussdruck erneut gemessen und somit die Druckdifferenz durch Anlage des TIPS berechnet.

1-279.b Andere diagnostische Katheteruntersuchung an Herz und Gefäßen: Messung des Lebervenenverschlussdruckes
8-839.88 Andere therapeutische Katheterisierung und Kanüleneinlage in Herz und Blutgefäße: Portosystemischer Shunt (TIPS): Perkutanes Anlegen eines gecoverten Stents

---

Anmerkungen

Beim Einsatz eines Ballonkatheters während der Erstanlage eines TIPS handelt es sich nicht um eine Angioplastie. Vielmehr wird von den venösen Lebergefäßen aus das Leberparenchym in Richtung der portalvenösen Lebergefäße penetriert und das Lebergewebe meist mit einem Ballonkatheter abgedrängt, so dass ein Kanal entsteht. Nur durch ein solches Manöver kann ein

Shunt hergestellt werden. Somit ist der OPS-Kode 8-839.81 *Andere therapeutische Katheterisierung und Kanüleneinlage in Herz und Blutgefäße: Portosystemischer Shunt (TIPS): Perkutane (Ballon-)Angioplastie* bei der TIPS-Erstanlage nicht zu kodieren, da nicht innerhalb eines Gefäßes der Ballon eingesetzt wird. Zusätzlich sind die durchgeführten radiologischen Prozeduren (z. B. Phlebographie) und gegebenenfalls die vorbereitende therapeutische Aszitespunktion zu kodieren.

Es ist zu beachten, dass für ungecoverte Stents ein separater OPS-Kode existiert:

8-839.87	Andere therapeutische Katheterisierung und Kanüleneinlage in Herz und Blutgefäße: Portosystemischer Shunt (TIPS): Perkutanes Anlegen eines ungecoverten Stents.

Nicht korrekt für die Kodierung der Anlage eines TIPS ist der OPS-Kode 8-842.0g *(Perkutan-) transluminale Implantation von nicht medikamentenfreisetzenden gecoverten Stents (Stent-Graft): Ein Stent: V. portae.*

Beispiel 2

Bei einem Patienten mit alkoholtoxischer Leberzirrhose wird wegen eines zu geringen Shuntflusses der Durchmesser eines vorhandenen TIPS mittels Ballonangioplastie vergrößert.

K70.3	Alkoholische Leberzirrhose
Z95.88	Vorhandensein von sonstigen kardialen oder vaskulären Implantaten oder Transplantaten
8-839.81	Andere therapeutische Katheterisierung und Kanüleneinlage in Herz und Blutgefäße: Portosystemischer Shunt (TIPS): Perkutane (Ballon-)Angioplastie

---

Beispiel 3

Bei einer Patientin mit alkoholtoxischer Leberzirrhose und bereits vorhandenem TIPS wird aufgrund einer hepatischen Enzephalopathie Grad 2 bedingt durch einen zu hohen Shuntfluss der

Durchmesser eines vorhandenen TIPS mittels Einlage eines weiteren ungecoverten TIPS verkleinert (TIPS -Stent-in-TIPS-Stent).

K70.3	Alkoholische Leberzirrhose
K72.72!	Hepatische Enzephalopathie Grad 2
Z95.88	Vorhandensein von sonstigen kardialen oder vaskulären Implantaten oder Transplantaten
8-839.84	Andere therapeutische Katheterisierung und Kanüleneinlage in Herz und Blutgefäße: Portosystemischer Shunt (TIPS): Perkutane Verkleinerung eines bestehenden portosystemischen Shunts
8-839.87	Andere therapeutische Katheterisierung und Kanüleneinlage in Herz und Blutgefäße: Portosystemischer Shunt (TIPS): Perkutanes Anlegen eines ungecoverten Stents

Anmerkungen

Die Art des implantierten TIPS-Stents wird mit den Kodes 8-839.87/.88/.89/.8a kodiert. Dies gilt auch für die Revision mit Stenteinlage und die perkutane Verkleinerung eines bestehenden portosystemischen Shunts. Daher ist der Kode 8-839.87 zusätzlich zu kodieren.

4.2.8.3 Aszitespunktion und Aszitesdrainage

Bei der Aszitespunktion wird zwischen diagnostischer Punktion, therapeutischer Punktion, therapeutischer Drainage und der subkutan getunnelten Drainage unterschieden, für die ab 2022 ein eigener Kode zur Verfügung steht:

1-853.2	Diagnostische (perkutane) Punktion und Aspiration der Bauchhöhle: Aszitespunktion
8-153	Therapeutische perkutane Punktion der Bauchhöhle
8-148.0	Therapeutische Drainage von anderen Organen und Geweben: Peritonealraum
5-549.21	Andere Bauchoperationen: Implantation eines Katheterverweilsystems in den Bauchraum, subkutan getunnelt, zur Aszitesdrainage

Bei den neu eingeführten Kodes zur subkutan getunnelten Drainage gibt es auch Kodes für den Wechsel, Revision und Entfernung dieser Drainage (5-549.3-, 5-549.4-, 5-549.d-).

Im Rahmen einer Festlegung des Schlichtungsausschusses zur KDE 596 wird betont, dass zur Therapeutischen Drainage des Peritonealraumes ein eingelegtes Schlauchsystem Bedingung ist. Nähere Abgrenzungen bezüglich Liegedauer oder Fixierung werden nicht gemacht.

4.2.9 Gallenwege und Pankreas

Die Prozeduren im Bereich von Gallenwegen und Pankreas sind fast immer gleichzeitig diagnostischer und therapeutischer Natur. D. h. es wird während des gleichen Eingriffs die Diagnose gestellt (z. B. Gallengangssteine) und die Therapie durchgeführt. Es sei daher an dieser Stelle nochmals auf Kapitel 4.1.3 (Diagnostische Endoskopie der Gallen- und Pankreaswege) verwiesen. Insbesondere zur Therapie von Komplikationen der Pankreatitis (Zysten, Nekrosen) kommen über einen primär endosonographischen Zugang durchgeführte Verfahren wie die transgastrale oder transduodenale Drainage zum Einsatz.

Werden mittels eines schmalkalibrigen Endoskops die Gallenwege oder der Pankreasgang visuell dargestellt, handelt es sich um eine perorale Cholangioskopie (POCS) oder um eine perorale Pankreatikoskopie (POPS). Erfolgt diese Prozedur nicht, wie in Kapitel 4.1.3 aufgeführt, als diagnostisches Verfahren, sondern in Zusammenhang mit einer therapeutischen Prozedur, so werden die folgenden Kodes verwendet:

5-513.q0 Endoskopische Operationen an den Gallengängen: Therapeutische direkte Endoskopie der Gallenwege [duktale Endoskopie]: Cholangioskopie der Gallenwege distal der Hepatikusgabel {Inkl.: Cholangioskopie der extrahepatischen Gallenwege}

5-513.q1 Endoskopische Operationen an den Gallengängen: Therapeutische direkte Endoskopie der Gallenwege [duktale Endoskopie]: Cholangioskopie der Gallenwege proximal der Hepatikusgabel {Inkl.: Cholangioskopie der intrahepatischen Gallenwege}

5-526.j Therapeutische Endoskopie des Pankreasganges [duktale Endoskopie]

4.2.9.1 Blutstillung an den Gallengängen

5-513.c Endoskopische Operationen an den Gallengängen: Blutstillung

4.2.9.2 Blutstillung am Pankreasgang

5-526.c Endoskopische Operationen am Pankreasgang: Blutstillung

Eine Blutung am Gallengang oder Pankreasgang ist selten und kommt fast nie spontan, sondern in der Regel als akute oder zeitverzögerte Komplikation interventioneller Verfahren (z. B. nach Papillotomie, nach Biopsie oder nach Tumordestruktion) vor.

4.2.9.3 Exzision an den Gallengängen

5-513.3- Endoskopische Operationen an den Gallengängen: Exzision:

5-513.30 Exzision an der Papille

5-513.31 Papillektomie {Exkl.: Exzision der Papilla duodeni major mit Replantation des Ductus choledochus (5-518.4 ff.)}

5-513.32 Exzision am Gallengang

Reine Exzisionen an Gallengang oder Papille sind eine Rarität. Bei Nachweis eines Adenoms der Papille wird in der Regel die gesamte Papille mittels Diathermieschlinge exzidiert. Dieser Eingriff wird Papillektomie genannt, mit 5-513.31 kodiert und darf nicht verwechselt werden mit der Papillotomie (Inzision der Papille).

4.2.9.4 Destruktion an den Gallengängen

Stenosen an den Gallenwegen können mit verschiedenen Techniken behandelt werden, die oft auch miteinander kombiniert werden. Sehr enge Stenosen werden z. B. zunächst bougiert oder dilatiert, bevor es gelingt einen Stent einzulegen (siehe Kapitel 4.2.9.6). Auch nach Destruktion mittels Radiofrequenzablation oder photodynamischer Therapie werden oft zusätzlich Stents eingelegt.

Bei der Bougierung werden Gallengangsbougies verwendet, also über einen Führungsdraht einführbare Katheter mit sich langsam verjüngender Spitze. Für die Dilatation werden Dilatationsballonkatheter verwendet, bei denen der Ballon über die Stenose geführt und anschließend auf einen definierten Druck aufgepumpt wird.

5-513.a	Endoskopische Operationen an den Gallengängen: Dilatation
5-513.d	Endoskopische Operationen an den Gallengängen: Bougierung
5-513.4-	Endoskopische Operationen an den Gallengängen: Destruktion:
5-513.40	Elektrokoagulation
5-513.41	Photodynamische Therapie
5-513.42	Radiofrequenzablation
5-513.43	Mikrowellenablation
5-513.44	Irreversible Elektroporation
5-513.45	Elektrochemotherapie

Zur endoskopischen Destruktion von gut- oder bösartigen Gewebswucherungen an den Gallenwegen kommen vor allem die intraduktale/endobiliäre Radiofrequenzablation oder die photodynamische Therapie zum Einsatz.

4.2.9.5 Destruktion am Pankreas

5-526.a	Endoskopische Operationen am Pankreasgang: Dilatation
5-526.d	Endoskopische Operationen am Pankreasgang: Bougierung
5-521.-	Lokale Exzision und Destruktion von erkranktem Gewebe des Pankreas
5-521.1	Destruktion ohne Spülung
5-521.2	Destruktion mit Spülung
5-521.3	Destruktion durch irreversible Elektroporation
5-521.41	Destruktion durch Radiofrequenzablation: Endoskopisch transgastral oder endoskopisch transduodenal
5-521.5	Destruktion durch Elektrochemotherapie
5-526.4	Endoskopische Operationen am Pankreasgang: Destruktion
8-530.e	Therapie mit offenen Radionukliden: Endosonographisch gesteuerte Implantation von P-32-markierten Mikropartikeln in das Pankreas

Zur endoskopischen Destruktion von insbesondere bösartigen Gewebswucherungen oder Raumforderungen des Pankreas kommen neben der intraduktalen Radiofrequenzablation vor allem auch die endosonographisch gesteuerte Radiofrequenzablation zum Einsatz (5-521.41). Diese kann transgastral oder transduodenal erfolgen.

Ein neues Verfahren ist die endosonographisch gesteuerte Implantation von ^{32}P-markierten Mikropartikeln ins Pankreas. Hierfür steht nun ein neuer Kode zur Verfügung, der im Titel bereits die Information „endosonographisch gesteuert" enthält, so dass in diesem Fall die Endosonographie des Pankreas nicht mehr zusätzlich kodiert werden sollte.

Für Patient*innen mit muzinösen neoplastischen Pankreaszysten von mindestens 2 cm Durchmesser, die inoperabel sind oder die eine Operation ablehnen, steht die endosonopraphische Chemozystablation als non-invasives Verfahren zur Verfügung. Dieses Verfahren wird mit folgenden OPS- Kodes kodiert.

5-529.t	Transgastrale Chemoablation einer neoplastischen Pankreaszyste
5-529.u	Transduodenale Chemoablation einer neoplastischen Pankreaszyste

4.2.9.6 Stents/Endoprothesen

Unterschieden wird die Implantation selbstexpandierender und nicht selbstexpandierender Prothesen/Stents. Eine Differenzierung in Metall und Kunststoff erfolgt nicht, wobei es sich in der Regel bei Kunststoffstents um nicht selbstexpandierende und bei Metallstents um selbstexpandierende Endoprothesen handelt. Werden selbstexpandierende Metallstents implantiert (SEMS) kann für diese teuren Implantate in der Regel ein Zusatzentgelt abgerechnet werden.

Für die Kodierung einer Desobliteration bei Okklusion der Prothesen stehen ab 2023 neue Kodes zur Verfügung.

5-513.t	Endoskopische Operationen an den Gallengängen: Wiedereröffnung eines Stents oder Prothese
5-526.n	Endoskopische Operationen am Pankreasgang: Wiedereröffnung einer Prothese

Gleiches gilt für die Bolusentfernung von Nahrungsmittelresten.

Wird die Radiofrequenzablation zur Destruktion von gut- oder bösartigen in den Stent einwachsenden Gewebswucherungen verwendet, können die oben genannten Kodes (5-513.42, 5-526.4) verwendet werden.

Organbezogen werden die OPS-Kodes für die endoskopische Implantation selbstexpandierender und nicht selbstexpandierender Prothesen vorgestellt.

Gallenwege (selbstexpandierend)

5-513.- Endoskopische Operationen an den Gallengängen:
5-513.m0 Einlegen oder Wechsel von selbstexpandierenden ungecoverten Stents: 1 Stent
5-513.m1 Einlegen oder Wechsel von selbstexpandierenden ungecoverten Stents: 2 Stents
5-513.m2 Einlegen oder Wechsel von selbstexpandierenden ungecoverten Stents: 3 oder mehr Stents
5-513.n0 Einlegen oder Wechsel von selbstexpandierenden gecoverten Stent-Prothesen: 1 Stent-Prothese
5-513.n1 Einlegen oder Wechsel von selbstexpandierenden gecoverten Stent-Prothesen: 2 Stent-Prothesen
5-513.n2 Einlegen oder Wechsel von selbstexpandierenden gecoverten Stent-Prothesen: 3 oder mehr Stent-Prothesen
5-513.b Entfernung von alloplastischem Material

Pankreas (selbstexpandierend)

5-526.- Endoskopische Operationen am Pankreasgang
5-526.e0 Einlegen einer Prothese: Selbstexpandierend
5-526.f0 Wechsel einer Prothese: Selbstexpandierend
5-526.b Entfernung von alloplastischem Material

Gallenwege (nicht selbstexpandierend)

5-513.- Endoskopische Operationen an den Gallengängen
5-513.f0 Einlegen von nicht selbstexpandierenden Prothesen: 1 Prothese
5-513.f1 Einlegen von nicht selbstexpandierenden Prothesen: 2 oder mehr Prothesen
5-513.h0 Wechsel von nicht selbstexpandierenden Prothesen: 1 Prothese
5-513.h1 Wechsel von nicht selbstexpandierenden Prothesen: 2 oder mehr Prothesen
5-513.b Entfernung von alloplastischem Material

Pankreas (nicht selbstexpandierend)

5-526.- Endoskopische Operationen am Pankreasgang

5-526.e1	Einlegen einer Prothese: Nicht selbstexpandierend
5-526.f1	Wechsel einer Prothese: Nicht selbstexpandierend
5-526.b	Entfernung von alloplastischem Material

Häufig werden Patient*innen zum Stentwechsel oder zur Stententfernung aufgenommen und einer ERCP unterzogen. Hauptdiagnose ist in diesem Fall die Grunderkrankung, die ursprünglich zur Stentimplantation führte.

Beispiel 1

Ein Patient erhielt im Rahmen einer Zystikusstumpfinsuffizienz einen Plastikstent in den DHC. Er wird jetzt zur Re-ERCP mit Stententfernung aufgenommen.

K91.81	Insuffizienzen von Anastomosen und Nähten nach Operationen an Gallenblase und Gallenwegen
5-513.b	Endoskopische Operationen an den Gallengängen: Entfernung von alloplastischem Material

Bei Kodierung eines OPS-Kodes aus den Subkategorien der therapeutischen ERCP (5-513.- oder 5-526.-) kann die diagnostische ERCP (1-64) nicht zusätzlich kodiert werden, da diese ein Inklusivum der interventionellen Kodes darstellt.

Ist jedoch die diagnostische Komponente nicht eigentlicher Bestandteil der therapeutischen Prozedur, können beide Kodes angegeben werden.

Beispiel 2

Um bei schwieriger Sondierung des DHC den Zugang zum Gallengang zu erleichtern, wird ohne Kontrastierung des Pankreasganges ein Pankreasstent eingelegt, der nach erfolgter diagnostischer ERC wieder entfernt wird.

1-640	Diagnostische retrograde Darstellung der Gallenwege
5-526.e	Endoskopische Operationen am Pankreasgang: Einlegen einer Prothese
5-526.b	Endoskopische Operationen am Pankreasgang: Entfernung von alloplastischem Material

4.2.9.7 Steinentfernung Gallen-/Pankreasgang

Die unterschiedlichen Verfahren zur Steinentfernung aus den Gallengängen (5-513.2-) und dem Pankreasgang (5-526.2-) können wie unten aufgeführt verschlüsselt werden. Da vor Steinentfernung fast immer eine Papillotomie (Inzision der Papille) erforderlich ist, wird diese hier ebenfalls genannt:

Gallengänge

5-513.-	Endoskopische Operationen an den Gallengängen
5-513.1	Inzision der Papille (Papillotomie)
5-513.20	Steinentfernung: Mit Körbchen
5-513.21	Steinentfernung: Mit Ballonkatheter
5-513.22	Steinentfernung: Mit mechanischer Lithotripsie
5-513.23	Steinentfernung: Mit elektrohydraulischer Lithotripsie
5-513.24	Steinentfernung: Mit elektrohydraulischer Lithotripsie und Laseranwendung
5-513.25	Steinentfernung: Mit Laserlithotripsie

Pankreasgang

5-526.-	Endoskopische Operationen am Pankreasgang:
5-526.1	Inzision der Papille (Papillotomie)
5-526.20	Steinentfernung: Mit Körbchen
5-526.21	Steinentfernung: Mit Ballonkatheter
5-526.22	Steinentfernung: Mit mechanischer Lithotripsie
5-526.23	Steinentfernung: Mit elektrohydraulischer Lithotripsie
5-526.24	Steinentfernung: Mit elektrohydraulischer Lithotripsie und Laseranwendung
5-526.25	Steinentfernung: Mit Laserlithotripsie

Die Laserlithotripsie und die elektrohydraulische Lithotripsie müssen in der Regel visuell gesteuert unter cholangioskopischer resp. Pankreatikoskopischer Sicht erfolgen. Für die duktale Endoskopie kommen in diesen Fällen die folgenden Zusatzkodes zur Anwendung:

5-513.q- Endoskopische Operationen an den Gallengängen: Therapeutische direkte Endoskopie der Gallenwege [duktale Endoskopie]

5-513.q0 Cholangioskopie der Gallenwege distal der Hepatikusgabel {Cholangioskopie der extrahepatischen Gallenwege}

5-513.q1 Cholangioskopie der Gallenwege proximal der Hepatikusgabel {Cholangioskopie der intrahepatischen Gallenwege}

5-514.u- Andere Operationen an den Gallengängen: Therapeutische perkutan-transhepatische Endoskopie der Gallenwege:

5-514.u0 Normalkalibriges Cholangioskop {Hinweis: Der Außendurchmesser eines normalkalibrigen Cholangioskops beträgt mehr als 4 mm}

5-514.u1 Kleinkalibriges Cholangioskop {Hinweis: Der Außendurchmesser eines normalkalibrigen Cholangioskops beträgt 4 mm oder weniger}

5-526.j Endoskopische Operationen am Pankreasgang: Therapeutische Endoskopie des Pankreasganges [duktale Endoskopie] {Hinweis: Dieser Kodes ist ein Zusatzkode}

4.2.9.8 Drainage Pankreaspseudozysten

Die Anlage einer transgastralen oder transduodenalen Drainage in Pankreaspseudozysten, peripankreatische Flüssigkeitsverhalte oder walled-off-Nekrosen erfolgt unter endosonographischer Sicht. Es wird also zusätzlich zu einer der unten aufgelisteten therapeutischen Prozedur die Endosonographie des Pankreas (3-056) und/oder des Retroperitonealraumes (3-05a) verschlüsselt (siehe Kapitel 4.1.6). Je nachdem ob nicht-selbstexpandierende (meist Kunststoff) oder selbstexpandierende (meist Metall) Prothesen verwendet werden, müssen unterschiedliche Kodes verwendet werden.

5-529.n-	Andere Operationen am Pankreas und am Pankreasgang: Transgastrale Drainage einer Pankreaszyste
5-529.n2	Endoskopisch ohne Einlegen eines Stents
5-529.n3	Endoskopisch mit Einlegen eines nicht selbstexpandierenden Stents
5-529.n4	Endoskopisch mit Einlegen eines selbstexpandierenden Stents
5-549.a	Andere Bauchoperationen: Verwendung von auf ein Kauterisierungssystem vorgeladenen selbstexpandierenden Prothesen/Stents

Für das Einlegen der Drainagen vom Duodenum aus stehen Kodes unter 5-529.r- Transduodenale Drainage einer Pankreaszyste zur Verfügung.

4.2.9.9 Entfernung von Pankreasnekrosen

5-529.p-	Andere Operationen am Pankreas und am Pankreasgang: Endoskopische transgastrale Entfernung von Pankreasnekrosen
5-529.p0	Ohne Einlegen eines Stents
5-529.p1	Mit Einlegen eines nicht selbstexpandierenden Stents
5-529.p2	Mit Einlegen eines selbstexpandierenden Stents
5-549.a	Andere Bauchoperationen: Verwendung von auf ein Kauterisierungssystem vorgeladenen selbstexpandierenden Prothesen/Stents

Für die Entfernung der Nekrosen vom Duodenum aus stehen Kodes unter 5-529.s- *Endoskopische transduodenale Entfernung von Pankreasnekrosen* zur Verfügung.

Die Entfernung der transgastralen Nekrosen erfolgt entweder in gleicher Sitzung wie die endosonographisch angelegte Drainage oder über die bereits liegende Drainage per Ösophagogastro(duodeno)skopie in einer Folgesitzung.

Erfolgt die Entfernung der Nekrosen über einen perkutanen Zugang mittels Endoskop, wird dies mit folgendem OPS-Kode kodiert:

5-529.v Perkutan-endoskopische Entfernung von Pankreasnekrosen über Punktionskanal

4.2.9.10 Transgastrale/-duodenale Punktion des Pankreasgangs

Üblicherweise wird eine Drainage des Pankreasgangs transpapillär vorgenommen. Wenn primär eine Pankreassekretableitung per ERP transpapillär aufgrund von anatomischen Besonderheiten (juxtapapilläres Divertikel, tumorös infiltrierte Papille, tumorbedinge Stenose im Magenausgang oder Duodenum, postoperative Zustände z. B. nach Whipple OP oder B II Magen, Pankreaskopftumor) nicht möglich ist, kann eine Pankreassekretableitung mittels endosonographischer Punktion des Pankreasgangs und anschließender Drainageanlage vom Magen oder Duodenum aus versucht werden.

Dabei erfolgt die transgastrale/-duodenale Punktion aus dem Hohlorgan (Magen oder Duodenum), wobei in diesem Fall der Pankreasgang unter endosonographischer Sicht punktiert wird. Anschließend wird über die Punktionsnadel ein Draht eingeführt. Wenn es gelingt, mit dem Draht nun vom Gang aus die Papille „rückwärts" zu sondieren und den Draht ins Duodenum zu führen, können dann die weiteren Schritte des geplanten Eingriffs im Sinne eines Rendez-vous-Verfahrens erfolgen. Gelingt dies nicht, dann kann auch z. B. eine Ableitung über einen selbstexpandierenden Stent direkt in den Magen oder das Duodenum erfolgen.

Beispiel

Bei einer Patientin mit einem großen juxtapapillären Divertikel mit im Divertikel exzentrisch gelegener Papillenöffnung, die sich nicht sondieren lässt, wird endosonographisch, transgastral der Pankreasgang punktiert und über den eingebrachten Führungsdraht vom Pankreasgang aus die Papille sondiert. Danach wird im Rendez-vous-Verfahren vom Duodenum aus eine Papillotomie durchgeführt und ein selbstexpandierender Metallstent implantiert, über den das Pankreassekret dann in das Duodenum abfließt.

3-056	Endosonographie des Pankreas
5-526.k	Endoskopische Operationen am Pankreasgang: Transgastrale oder transduodenale Punktion des Pankreasganges
5-526.1	Endoskopische Operationen am Pankreasgang: Inzision der Papille (Papillotomie)
1-646	Diagnostische Endoskopie der Gallen- und Pankreaswege bei anatomischer Besonderheit
5-526.e0	Endoskopische Operationen am Pankreasgang: Einlegen einer Prothese: Selbstexpandierend

4.2.9.11 Perkutan-transhepatische Intervention Gallenwege

Perkutane Interventionen an den Gallenwegen werden mit OPS-Kodes aus den Kategorien 5-514.- und 5-517.- mit der Ziffer 3 an der 6. Stelle kodiert. In den meisten Fällen wird eine sogenannte Yamakawa-Drainage (auch Münchener-Drainage genannt) eingelegt, über welche die Galle entweder perkutan nach außen ausgeleitet werden kann oder bei Überwindung einer eventuell vorliegenden Stenose mit der Drainage die Galle nach intern abfließen kann. Diese Drainagen werden regelmäßig gewechselt.

5-514.-	Andere Operationen an den Gallengängen
5-514.03	Inzision des Ductus choledochus: Perkutan-transhepatisch
5-514.23	Steinentfernung: Perkutan-transhepatisch
5-514.33	Exzision: Perkutan-transhepatisch
5-514.53	Einlegen einer Drainage: Perkutan-transhepatisch (z. B. Yamakawa), inkl. Rendevous-Verfahren}
5-514.b3	Entfernung von alloplastischem Material: Perkutan-transhepatisch
5-514.c3	Blutstillung: Perkutan-transhepatisch

5-514.d3	Revision (als selbständiger Eingriff): Perkutan-transhepatisch
5-514.m3	Dilatation: Perkutan-transhepatisch
5-514.n3	Bougierung: Perkutan-transhepatisch
5-514.p3	Wechsel einer Drainage: Perkutan-transhepatisch
5-514.q3	Destruktion durch Elektrokoagulation: Perkutan-transhepatisch
5-514.r3	Destruktion durch photodynamische Therapie: Perkutan-transhepatisch
5-514.s3	Destruktion durch Radiofrequenzablation: Perkutan-transhepatisch
5-514.t3	Destruktion durch sonstige Verfahren: Perkutan-transhepatisch

Kodes für das Einlegen und den Wechsel selbstexpandierender und nicht selbstexpandierender Prothesen/Stents anhand der Anzahl der Prothesen/Stents finden sich bei 5-514.g-, 5-514.h, 5-514.k und 5-517-.

4.2.10 Lokalisationsübergreifende Prozeduren

4.2.10.1 PEG/PEJ

Es ist darauf zu achten, dass die Anlage einer PEG/PEJ in einem anderen Kapitel des OPS (Operationen) klassifiziert wird als der Wechsel und die Entfernung (Andere therapeutische Maßnahmen).

Anlage PEG/PEJ:

5-431.20	Gastrostomie: Perkutan-endoskopisch (PEG): Durch Fadendurchzugsmethode
5-431.21	Gastrostomie: Perkutan-endoskopisch (PEG): Durch Direktpunktionstechnik mit Gastropexie
5-450.3	Inzision des Darmes: Perkutan-endoskopische Jejunostomie (PEJ)

Freilegung und Entfernung einer eingewachsenen PEG-Halteplatte:

5-431.31	Gastrostomie: Freilegung und Entfernung einer eingewachsenen PEG-Halteplatte: Endoskopisch

Wechsel und Entfernung PEG/PEJ:

8-123.0	Wechsel und Entfernung eines Gastrostomiekatheters: Wechsel
8-123.1	Wechsel und Entfernung eines Gastrostomiekatheters: Entfernung
8-124.0	Wechsel und Entfernung eines Jejunostomiekatheters: Wechsel
8-124.1	Wechsel und Entfernung eines Jejunostomiekatheters: Entfernung

Die Anlage einer nasojejunalen Sonde wird wie folgt kodiert:

8-125.-	Anlegen und Wechsel einer duodenalen oder jejunalen Ernährungssonde:
8-125.0	Transnasal, n.n.bez.
8-125.1	Transnasal, endoskopisch
8-125.2	Über eine liegende PEG-Sonde, endoskopisch

Die Einlage einer jejunalen Sonde durch eine liegende PEG (8-125.2), dient dazu die Sondennahrung im Jejunum statt im Magen zu verabreichen, z. B. bei Magenentleerungsstörung, und wird auch als JET-PEG bezeichnet.

Für die Kodierung einer Desobliteration bei Okklusion sollten folgende Kodes kodiert werden:

8-123.x	Wechsel und Entfernung eines Gastrostomiekatheters: Sonstige
8-124.x	Wechsel und Entfernung eines Jejunostomiekatheters: Sonstige

Die Überprüfung der Sondenanlage durch ein bildgebendes Verfahren ist im jeweiligen Kode enthalten.

Die Umwandlung einer PEG in eine PEJ sollte wie folgt kodiert werden:

8-123.1 Wechsel und Entfernung eines Gastrostomiekatheters: Entfernung

und

5-450.3 Inzision des Darmes: Perkutan-endoskopische Jejunostomie (PEJ)

Dies sollte nicht mit der Einlage einer jejunalen Verlängerungssonde (JET-PEG, s. o.) über die PEG verwechselt werden.

4.2.10.2 Gastroenterostomie

Endoskopische Gastroenterostomien können wie folgt verschlüsselt werden. Die Verwendung von selbstexpandierenden Stents ist gesondert zu kodieren (z. B. 5-449.b3)

5-445.1- Gastroenterostomie ohne Magenresektion [Bypassverfahren]:
5-445.13 Gastroenterostomie, vordere: Endoskopisch
5-445.23 Gastroenterostomie, hintere: Endoskopisch

4.2.10.3 Endoskopische biliodigestive Anastomosen

5-512.- Biliodigestive Anastomose (von Ductus hepaticus, Ductus choledochus und Leberparenchym)

Mit der 5. Stelle werden bei den o. g. Kodes das Zielorgan, mit der 6. Stelle der Zugang angegeben.

4.2.10.4 Bestrahlungsmarker

5-42a.00 Weitere Operationen am Ösophagus: Implantation von Bestrahlungsmarkern am Ösophagus: Endoskopisch
5-449.w3 Andere Operationen am Magen: Implantation von Bestrahlungsmarkern: Endoskopisch

5-489.n	Andere Operation am Rektum: Implantation von Bestrahlungsmarkern
5-499.f	Andere Operationen am Anus: Implantation von Bestrahlungsmarkern
5-509.01	Andere Operationen an der Leber: Implantation von Bestrahlungsmarkern: Endoskopisch
5-529.q1	Andere Operationen am Pankreas und am Pankreasgang: Implantation von Bestrahlungsmarkern am Pankreas: Endoskopisch
5-549.c1	Andere Bauchoperationen: Implantation von Bestrahlungsmarkern in den Bauchraum: Endoskopisch
5-408.91	Andere Operationen am Lymphgefäßsystem: Implantation von Bestrahlungsmarkern an einem oder mehreren Lymphknoten: Endoskopisch

Das bildgebende Verfahren ist gesondert zu kodieren. Gleiches gilt für das endoskopische Verfahren, falls dieses nicht bereits im OPS-Kode erwähnt ist.

4.2.10.5 Vakuumtherapie

Zur Kodierung der endoösophagealen oder endorektalen Vakuumtherapie stehen folgende OPS-Kodes zur Verfügung:

5-916.a-	Temporäre Weichteildeckung: Anlage oder Wechsel eines Systems zur Vakuumtherapie
5-916.a4	Endorektal
5-916.a6	Endoösophageal

Die Dauer der Behandlung ist abhängig vom System gesondert zu kodieren und mit der 6. Stelle anzugeben:

8-190.-	Spezielle Verbandstechniken
8-190.2-	Kontinuierliche Sogbehandlung mit Pumpensystem bei einer Vakuumtherapie
8-190.3-	Kontinuierliche Sogbehandlung mit sonstigen Systemen bei einer Vakuumtherapie

4.2.10.6 Fremdkörperentfernung

Fremdkörperentfernung durch Endoskopie

8-100.-	Fremdkörperentfernung durch Endoskopie
8-100.6	Durch Ösophagoskopie mit flexiblem Instrument
8-100.7	Durch Ösophagoskopie mit starrem Instrument
8-100.8	Durch Ösophagogastroduodenoskopie
8-100.9	Durch Kolo-/Rektoskopie mit flexiblem Instrument
8-100.a	Durch Kolo-/Rektoskopie mit starrem Instrument

4.2.10.7 Endosonographisch gezielte Plexusblockade

Für die Kodierung der endosonographisch gezielten Plexusblockade steht folgernder Kode zur Verfügung:

8-914.1-	Injektion eines Medikamentes an Nervenwurzeln und wirbelsäulennahe Nerven zur Schmerztherapie: Mit bildgebenden Verfahren

Der endosonographische Zugang ist gesondert zu kodieren.

4.2.10.8 Palliativbehandlung

Eine palliative Behandlungssituation ist gegeben, wenn die Erkrankung eines Menschen über das Stadium, in dem kurative Behandlung möglich ist, fortgeschritten ist oder in den Fällen, in denen sich eine Person gegen eine kurative Behandlung entscheidet. Die Palliation trägt zur Leidensminderung und Verbesserung der Lebensqualität eines solchen Menschen bei. Interventionen wie Radiotherapie, Chemotherapie und chirurgische Eingriffe werden als Teil der palliativen Behandlungsphase betrachtet, sofern sie speziell zur symptomatischen Abhilfe eingesetzt werden. Die Palliativbehandlung kann auch bei anderen Erkrankungen als onkologischen Erkrankungen erforderlich sein und durchgeführt werden, z. B. bei COPD im Endstadium. Dabei ist die Palliativbehandlung in Deutschland nicht an spezielle

Einrichtungen gebunden. Neben der ambulanten Palliativversorgung werden im DRG-System folgende Formen unterschieden:

- Stationäre Behandlung auf einer Station mit Betreuung durch ein Palliativteam des Krankenhauses: 8-982.- *Palliativmedizinische Komplexbehandlung*
- Stationäre Behandlung auf einer spezialisierten Palliativstation: 8-98e.- *Spezialisierte stationäre palliativmedizinische Komplexbehandlung*
- Stationäre Behandlung auf einer Station mit Betreuung durch einen Palliativdienst: 8-98h.- *Spezialisierte palliativmedizinische Komplexbehandlung durch einen Palliativdienst*

Die genauen Voraussetzungen und Bedingungen sind dem OPS-Verzeichnis zu entnehmen. Bei allen drei Kodes wird mit der 6. Stelle eine Unterteilung nach der Dauer der Behandlung vorgenommen.

Verschlüsselt wird die Grunderkrankung, bei onkologischen Patient*innen mit allen Metastasen, da die Behandlung in der Regel auf alle Tumormanifestationen abzielt.

Beispiel

Ein Patient mit einem metastasierenden Pankreaskarzinom mit Lebermetastasen im Endstadium wird zur Behandlung der Cholangitis, Gallengangverschluss, Duodenalstenose, Ernährung- und Schmerztherapie aufgenommen. Es wird eine ERCP durchgeführt, der Stent gewechselt und Antibiotika gegeben. Mit dem Patienten und seinen Angehörigen wird die weitere Ernährung besprochen. Eine parenterale Ernährung lehnt der Patient ab, es wird eine Ernährungsberatung durchgeführt über die Möglichkeiten der enteralen Zusatznahrung und die Art der Ernährung bei relativer Enge des Duodenums. Durch eine adäquate Schmerztherapie verbessert sich das Befinden und er kann wieder mehr Nahrung zu sich nehmen. Für die Anlage einer PEG kann er sich daher zum jetzigen Zeitpunkt nicht entscheiden. Durchführung der palliativen Komplexbehandlung auf der gastroenterologischen Station durch ein Palliativteam des Krankenhauses für 10 Tage.

C25.0	Bösartige Neubildung: Pankreaskopf
C78.7	Sekundäre bösartige Neubildung der Leber und der intrahepatischen Gallengänge
K83.0	Cholangitis
K83.1	Verschluss des Gallenganges
K31.5	Duodenalverschluss
1-640	Diagnostische retrograde Darstellung der Gallenwege
5-513.h0	Endoskopische Operationen an den Gallengängen: Wechsel von nicht selbstexpandierenden Prothesen: 1 Prothese
8-982.1	Palliativmedizinische Komplexbehandlung: Mindestens 7 bis höchstens 13 Behandlungstage

Die palliativmedizinische Komplexbehandlung kann nur angegeben werden, wenn die im OPS-Verzeichnis angegebenen Bedingungen erfüllt werden.

Ein Kode aus 8-017.- *Enterale Ernährung als medizinische Nebenbehandlung* kann nicht angegeben werden, da die Ernährung nicht über eine Sonde oder Stoma (PEG) erfolgt. Die ernährungsmedizinische Komplexbehandlung (OPS 8-98j) kann in der Regel bei Palliativpatient*innen nicht kodiert werden, da die strengen Vorgaben des OPS-Kodes hier nicht erfüllt werden.

Stichwortverzeichnis

D

M

N

R

S

T

U

V

W

Z

Praxiswissen Abrechnung

29,00 €

Kodierleitfäden 2023

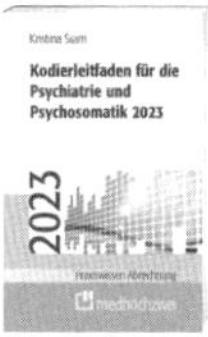

Siam

Kodierleitfaden für die Psychiatrie und Psychosomatik

Softcover | 12. Aufl. |
304 Seiten
ISBN 978-3-86216-948-1

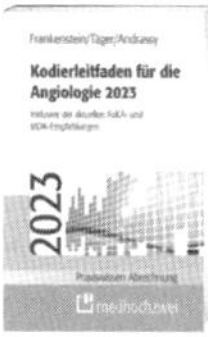

Frankenstein/Täger/Andrassy

Kodierleitfaden für die Angiologie

Softcover | 12. Aufl. |
ca. 220 Seiten
ISBN 978-3-86216-934-4

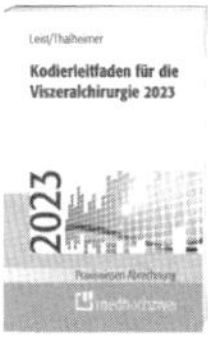

Leist/Thalheimer

Kodierleitfaden für die Viszeralchirurgie

Softcover | 6. Aufl. |
ca. 220 Seiten
ISBN 978-3-86216-950-4

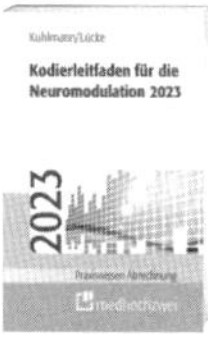

Kuhlmann/Lücke

Kodierleitfaden für die Neuromodulation

Softcover | 3. Aufl. |
ca. 220 Seiten
ISBN 978-3-86216-944-3

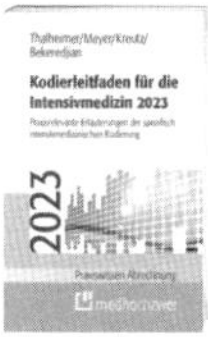

Thalheimer/Meyer/Kreutz/Bekeredjian

Kodierleitfaden für die Intensivmedizin

Softcover | 16. Aufl. |
ca. 300 Seiten
ISBN 978-3-86216-940-5

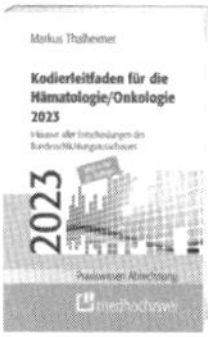

Thalheimer

Kodierleitfaden für die Hämatologie/Onkologie

Softcover | 20. Aufl. |
424 Seiten
ISBN 978-3-86216-938-2

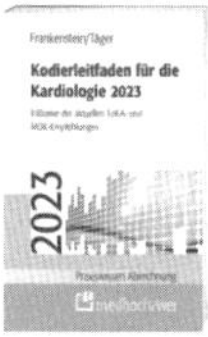

Frankenstein/Täger

Kodierleitfaden für die Kardiologie

Softcover | 18. Aufl. |
ca. 220 Seiten
ISBN 978-3-86216-942-9

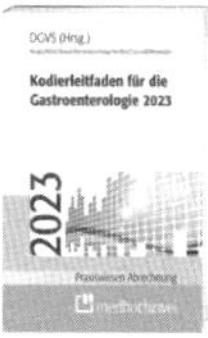

DGVS (Hrsg.)

Kodierleitfaden für die Gastroenterologie

Softcover | 16. Aufl. |
ca. 160 Seiten
ISBN 978-3-86216-936-8

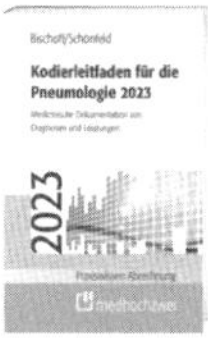

Bischoff/Schönfeld

Kodierleitfaden für die Pneumologie

Softcover | 20. Aufl. |
ca. 280 Seiten
ISBN 978-3-86216-946-7

medhochzwei Verlag

www.medhochzwei-verlag.de

info@medhochzwei-verlag.de

weitere Titel der Reihe

Praxiswissen Abrechnung

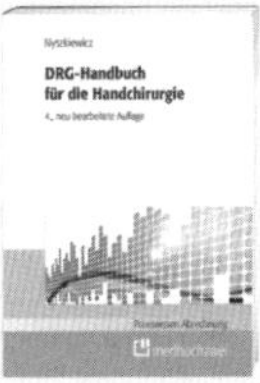

Nyszkiewicz
DRG-Handbuch für die Handchirurgie
Softcover | 4. neu bearbeitete Auflage 2022 | 121 Seiten
35,00 € | ISBN 978-3-86216-893-4

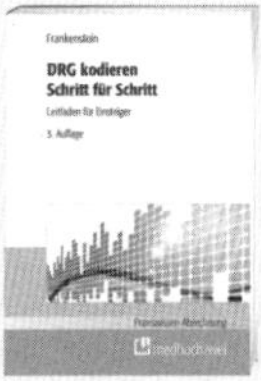

Frankenstein
DRG kodieren Schritt für Schritt
Leitfaden für Einsteiger
Softcover | 3. Auflage 2019 | 75 Seiten
24,99 € | ISBN 978-3-86216-542-1

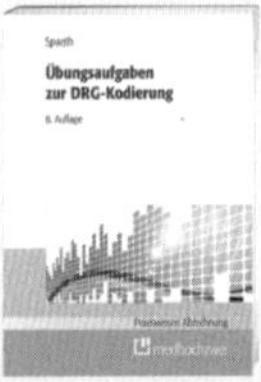

Spaeth
Übungsaufgaben zur DRG-Kodierung
Softcover | 8. Auflage 2021 | 105 Seiten
26,99 € | ISBN 978-3-86216-790-6

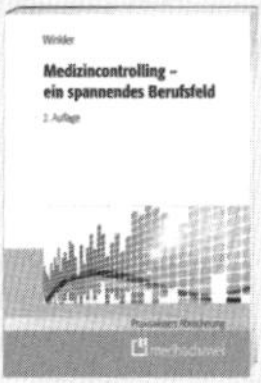

Winkler
Medizincontrolling – ein spannendes Berufsfeld
Softcover | 2. Auflage 2015 | 102 Seiten
24,99 € | ISBN 978-3-86216-234-5